# PART 05  小儿保健和居家调养

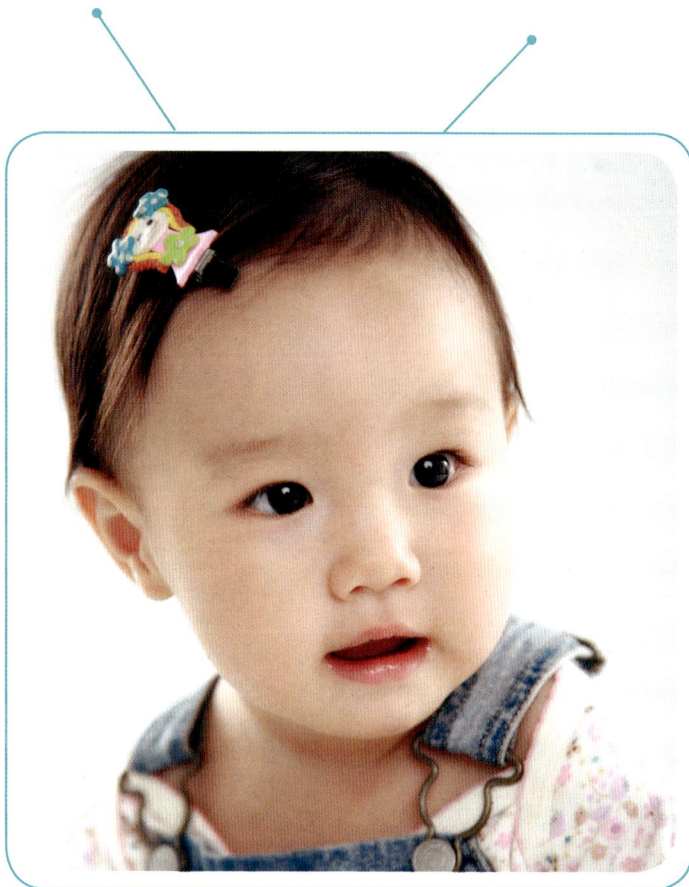

# PART 01

## 小儿推拿，
## 父母一定要掌握的技能

## 孩子的双手就是一座随身携带的医药宝库

小儿推拿是以中医理论为指导，应用手法于穴位，作用于小儿机体，以调整脏腑、经络、气血功能，从而达到防病治病目的的一种手段。小儿推拿有着悠久的历史，近年来也得到广泛的认可和推广。

孩子具有独特的体质、五脏特点，每个年龄段也有着不同的养育特点，所以孩子的经络、穴位与成人也有所不同。特别是小儿手部穴位更是小儿独有的医药宝库，在15岁之前，这些穴位都具有明显的功效。

推拿孩子的小手就能达到治病防病的目的，原因有以下几点：

第一，双手是阳气之本，推双手可提升阳气。小儿的身体非常娇嫩，五脏还没有发育完全。五脏虚弱，外邪易入侵，很容易生病。《黄帝内经》中明确指出"四肢者，诸阳之本也"，以及"邪布于四末"。四肢是阳气的根本。所以，通过小儿手部推拿，可以激发阳气，使阴阳平衡，从而达到治病防病的目的。

现代医学也认为，四肢是人体的末梢，它是最敏感的，稍一受到刺激，全身就会有反应。所以，当身体生病的时候，通过刺激身体末梢，就可以用来治病。

第二，小儿手部的穴位更加敏感。成人身体上的穴位，可以说是"一个萝卜一个坑"，一个点就是一个穴位。但是，中医的先贤们发现，孩子的手掌比较小，所以穴位不是呈点状，而是呈线状或面状。

更重要的是，孩子小手上有很多特定的穴位，长大后这些穴位就不敏感了。就像小儿腹泻、呕吐，只要推一推孩子胃经，即拇指掌面第一节，就可以很快缓解症状；而当孩子出现胸闷、咳喘时，就可以推一推孩子的无名指螺纹面，即孩子的肺经。

第三，小儿手部穴位起效更快。实践发现，当孩子生病时，推拿孩子手部（上肢）穴位起效非常迅速。比如小儿发热，推拿天河水300~500次，能迅速退烧。虽然四肢都有穴位，孩子的双足和双手一样，都可以治病，但是两手的效果更好。

父母学习并掌握小儿双手推拿的穴位及手法，就可以提升小儿身体里的阳气，促进阴阳平衡，保障孩子的身体健康。

## 小儿百脉，汇于两掌：五指对五脏

与成人穴位的分布具有最大区别的就是孩子小手（上肢）穴位了，这是小儿所独有的，也是最为神奇的。孩子小手的五根手指，分别对应着脾经、胃经、肝经、心经、肺经、肾经。孩子五指上的经络通过不同的排列组合，就可以辅助治疗各种疾病，再配以最合适的按摩手法和力度，就能发挥出令人惊叹的魔力。

◆拇指：对应的是脾经和胃经

婴幼儿脾常不足，经常出现食欲不振、消化不良、疳积、腹泻、咳嗽、消瘦等症。父母经常给孩子推推拇指外侧缘或拇指掌面近掌端第一节，能增强孩子食欲，长期坚持，孩子就会摆脱消化不良、消瘦、疳积等造成的困扰，身体逐渐强壮起来。

◆食指：对应的是肝经

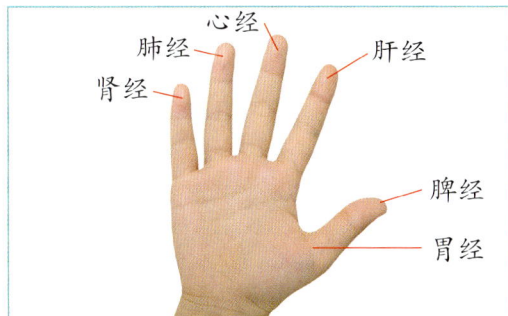

肝藏血，一般情况下，肝虚的孩子很容易盗汗和抽筋。父母平时如果经常给孩子推推食指末节螺纹面，即肝经，对盗汗和抽筋有一定的治疗效果。

◆中指：对应的是心经

如果孩子老是心神不安、一惊一乍或爱出虚汗，则属于心虚表现；若孩子面红发热、长口疮、小便短赤或心烦不安，则属于心热。以上各病症，都应该从心治，推孩子的中指末节螺纹面，即心经，对孩子的这些病症都有很好的疗效。

◆无名指：对应的是肺经

如果孩子的声音很弱,说话总是没底气,那就有可能是肺虚的表现；如果孩子总是发不出声音或者嗓音经常变得嘶哑，则有可能表示肺里有痰；如果孩子浑身总无故发痒，则有可能是肺燥的表现。父母可以经常给孩子推无名指面来缓解以上不适。

◆小指：对应的是肾经

孩子的遗尿、流口水等问题，都应该与肾脏有一定的关系。对于这些问题，父母可以经常推推孩子的小指末节螺纹面，即肾经部位。

## 如何让孩子接受并适应经络按摩

小儿推拿的最佳对象是 5 岁以下的孩子，婴幼儿尤为适宜。但临床治疗的患者中年龄在 14 岁以下的孩子还占相当一部分。

父母应该尽早学习和掌握小儿推拿的方法，从一出生，就每天给孩子做一做保健性的按摩，做一做亲子抚触，开启孩子自身的宝藏，提高其免疫力和自愈力。只要每天坚持，孩子也会养成习惯，不会在长大后突然进行按摩，不容易接受，怕疼、怕痒，使按摩无法进行。

有些孩子比较敏感，进行推拿的时候，孩子会有抵触心理，家长要耐心给孩子做示范，刚开始不要急于求成。可以像做游戏一样跟孩子玩，跟孩子一起对着图片找穴位，让孩子也给父母揉一揉、按一按，在亲子互动中，让孩子自然而然接受推拿按摩。长此以往，孩子不光喜欢上了按摩，说不定还会"上瘾"呢。睡前给孩子揉一揉肚子，推一推攒竹，按一按眼周，揉一揉耳朵，孩子会非常安心地睡去，睡眠质量也很高。

每天给孩子做一做保健按摩，也是非常好的亲子时光，父母温暖的手带给孩子的不仅是健康，更多的是父母对孩子的爱。经常被父母爱抚的孩子心理上会更有安全感，这对身体发育、智力发育都非常有益。

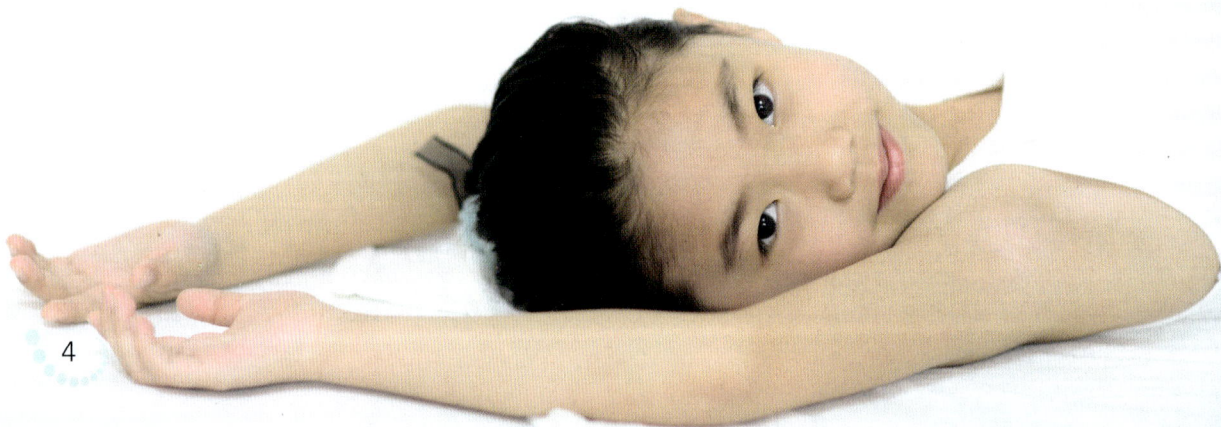

## 小儿按摩有顺序，按摩频次要讲究

小儿推拿操作应按一定顺序进行，临床上有三种方法。一是先头面，次上肢，再胸腹、腰背，最后是下肢；二是先推主穴，后推配穴；三是先推配穴，后推主穴。根据病情轻重缓急或小儿体位 而定顺序先后。如脾虚腹泻可先推上肢主穴，补大肠，后推腰背部配穴，推上七节骨；胃热呕吐，则可先推上肢配穴清板门，清大肠，最后推颈项部主穴天柱骨。又如治疗时，哭闹的小儿已熟睡，则可先摩腹，以免醒时哭闹，腹肌紧张，影响治疗效果，故治疗时可根据机体情况灵活掌握。

小儿推拿手法操作的时间，应根据孩子年龄的大小、体质的强弱、疾病的缓急、病情的轻重，以及手法的特性等因素而定。治疗频率通常每日 1 次，高热等急性热病可每日 2 次，慢性病可隔日 1 次；治疗的

时间每次 10~15 分钟，一般不超过 20 分钟，也可根据具体情况灵活掌握。

适当的推拿次数和频率能使疾病很快痊愈；相反，推拿次数少、时间短，达不到治疗量，就起不到治疗作用。但是，家长也应注意，次数过多、频率过快对孩子身体无益，反而有害。对年龄大、体质强、病属实证的孩子，操作次数可以多一些，频率可以快一些；对于年龄小、体质弱、病属虚证的孩子则相对次数少一些，频率慢一些。一般 1 岁左右的孩子，使用推、揉、摩、运等较柔和的手法操作，一个穴位推 300 下左右。小儿年龄大、体质强、疾病重，主穴可多推些；年龄小、身体弱，配穴要少推些。一般采用掐、按、拿、搓、摇等手法，只需 3~5 次即可。

小儿推拿穴位除常用的十四经穴、经外奇穴与成人相似外，大多数为小儿特定穴位。这些穴位呈点、线、面状，多分布在两肘以下和头面部，以两手居多。

推拿特定穴是小儿经络按摩的特点之一，这些穴位以特定的操作方向决定补泻性质。根据穴区点、线、面状分布的规律，手法操作分为直线方向和旋转方向两种。直线方向的操作主要用推法。如分布在手掌的脾经、胃经、肝经、心经、肺经、肾经等，其补泻方向大体相同，即向指根推为泻，除肾经外旋推为补。另外，小手上

的这几个穴位，旋推为补。

有些非特定穴在经络线上，如中脘、三阴交等，它们共同的补泻规律是顺经络走行方向推为补，逆经络走行方向推为泻，来回顺逆方向推属平补平泻。旋转方向的操作，多用于揉、运、摩等手法，关于推拿的左右旋转补泻记载不一。有些穴位旋转补泻的效果不甚明显，但是在腹部，如摩腹、揉中脘、揉神阙等手法，旋转补泻的效果就很明显。在临床操作中，一般认为顺时针方向（右）旋转为泻法，逆时针方向（左）旋转为补法。

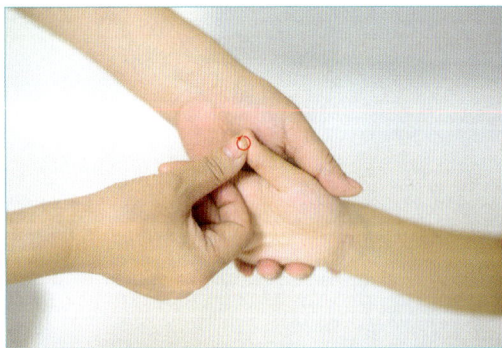

旋推为补

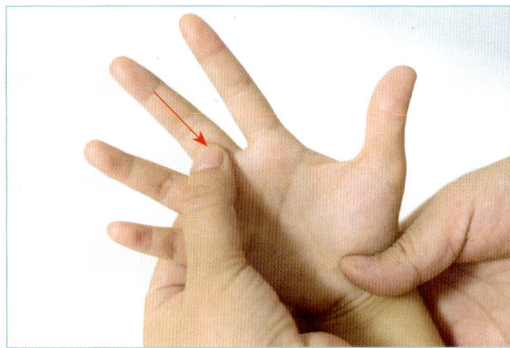

向指根方向推为泻

## 小儿推拿常用介质

推拿时在手上蘸些油、粉末或水作用于小儿体表穴位，以滑润皮肤、增强疗效，这种液体或粉末称为推拿介质。

滑石粉：即医用滑石粉，有润滑作用——减少摩擦，保护小儿皮肤。一年四季，各种病症均可使用，是临床上最常用的一种介质。

爽身粉：即市售爽身粉，有润滑皮肤、吸水的作用，质量较好的爽身粉可替代滑石粉应用。

薄荷水：取5%薄荷脑5克，加入100毫升75%酒精内配制而成，或取少量薄荷叶，用水浸泡后去渣取汁应用。薄荷水有润滑皮肤、辛凉解表、清暑退热的作用，多用于外感风热，小儿暑热所致的发热、咳嗽等症。

葱、姜水：把生姜或葱捣烂如泥状，放于器皿中，蘸其汁使用；亦可将葱或生姜切片倒入95%酒精，浸出葱、姜汁即可使用。葱、姜汁不仅可润滑皮肤，还有辛温发散的作用，有助于驱散外邪，多用于冬、春季节的风寒表证。

冬青膏：由冬青油、薄荷脑、凡士林和少许麝香配制而成，具有温经散寒和润滑的作用，常用于小儿虚寒性腹泻。

凉水：即凉白开，有清凉退热、润滑皮肤的作用，一般用于小儿外感发热。

香油：即食用香油，在用刮法时用器具的光滑边缘蘸油，有润滑作用，常用于治疗痧气。

鸡蛋清：将鸡蛋凿一小洞，取其蛋清使用；另外也可把鸡蛋清与白面和成面团，按摩者手捏面团在小儿的胸、腹、背部做搓摩滚动。鸡蛋清有润滑皮肤、清热润肺、祛积消食的作用。

## 小儿推拿的常用手法：推、按、揉、掐、捣、运

小儿经络按摩的手法有十几种，这里介绍几种经常用到的手法，以便读者掌握和应用。

◆ 推法

用拇指或食指、中指指腹，在穴位上作单方向的直线推动或环形推动，称为推法。推法分为直推法、旋推法、分推法、合推法四种，其中以直推法应用最多。

应用：推法是小儿推拿常用手法之一。直推法常用于头面、上肢、胸腹、腰背和下肢等部位，如推攒竹、推三关、推膻中、推脊、推箕门等，有向上（向心）为补、向下（离心）为清之说。旋推法主要用于手指的五经穴，如旋推脾经、肺经、肾经等，旋推为补。分推法适用于头面、胸腹、腕掌部和肩胛部，如分推坎宫、分手阴阳、

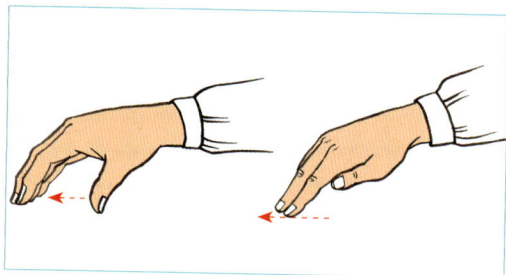

直推法

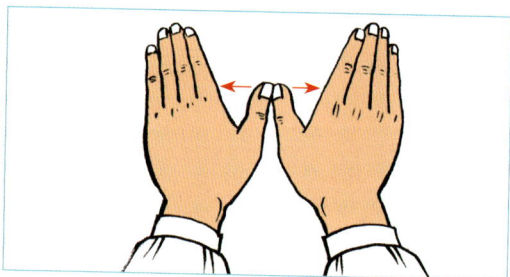

分推法

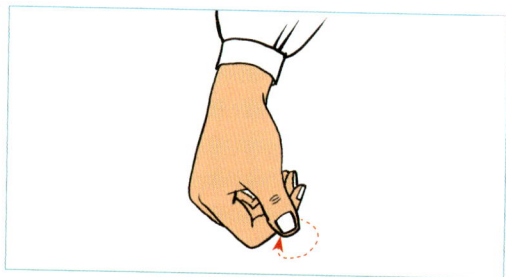

旋推法

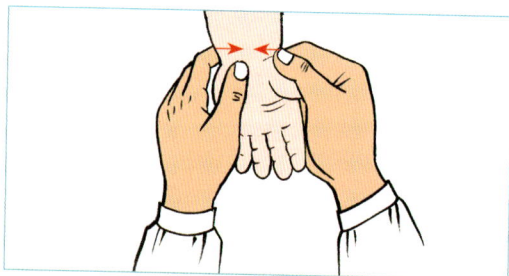

合推法

分推膻中、分推肩胛骨、分腹阴阳等，能分利气血。合推法仅用于手腕大横纹，合手阴阳能行痰散结。

◆ 按法

用手指或掌按压体表，逐渐向下用力，按而留之，称为按法。

应用：按法刺激性强，指按法多用于点状具有止痛、开窍、止抽搐等作用的穴位。如按环跳、按牙关、按百虫窝。掌按法多用于面状穴位。按法常与揉法配合使用，形成复合手法，缓解刺激，提高疗效，使用范围较广泛。

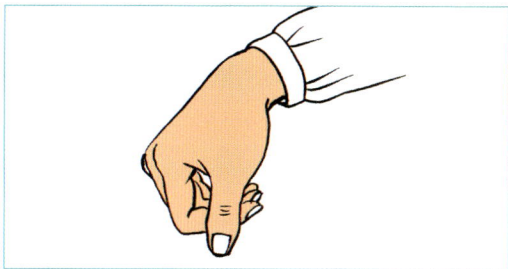

拇指按法

◆ 揉法

用手掌大鱼际或掌根、掌心、手指螺纹面着力，吸定于一定部位或穴位上，作顺时针或逆时针方向的、轻柔和缓的回旋揉动，称为揉法。

应用：揉法刺激量小，作用温和，适用于全身各部位。揉法常与按法、掐法等配合使用，如掐揉二扇门、掐揉小天心等。揉法还常在掐法后使用，即掐后继揉，如掐揉四横纹、掐揉五指节，缓解强刺激手法的不适感。

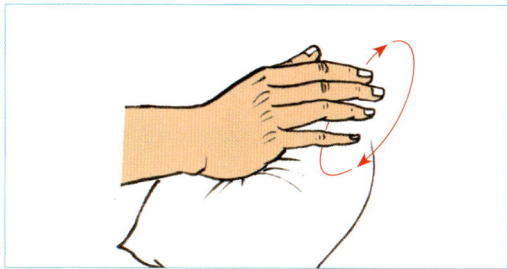

掌根揉法

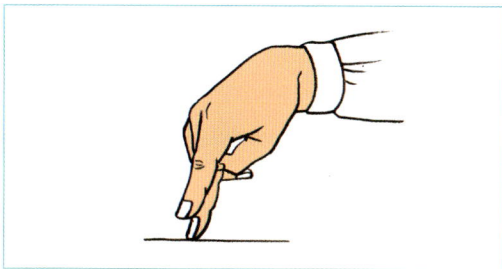

中指揉法

◆摩法

用手指或手掌在体表做顺时针或逆时针方向环形按摩，称为摩法。

应用：摩法是小儿按摩常用手法之一，主要用于胸、腹、胁肋部的面状穴，以腹部应用为多。用于治疗消化不良、便秘、腹泻、疳积等疾病。具有和中理气、消食导滞、调理脾胃、调节肠道功能的作用。

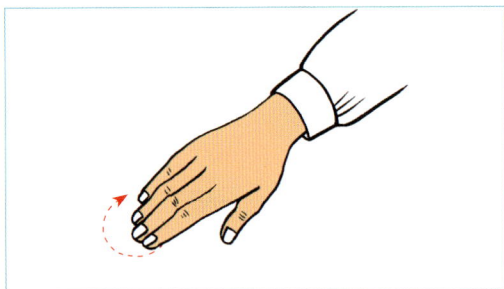

四指摩法

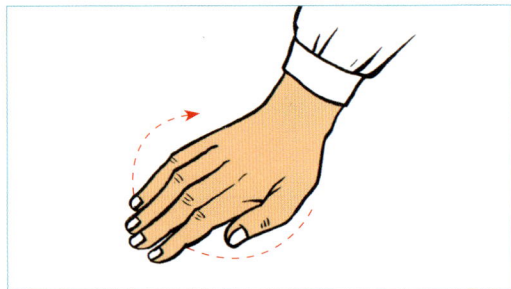

掌摩法

◆掐法

用拇指指甲重刺穴位称掐法。

应用：掐法是强刺激手法之一，适用于头面、手足部穴位，具有定惊醒神、通关开窍的作用。此法以指代针，常用于急症，如急惊风，掐人中、掐十宣、掐老龙，醒神开窍；小儿惊惕不安，掐五指节、掐小天心，以镇惊安神等。

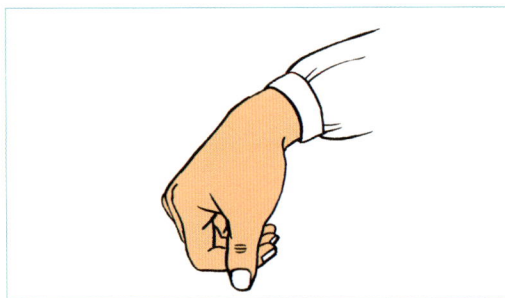

拇指掐法

◆捣法

用中指指端或食指、中指屈曲的指节击打体表一定部位，称为捣法。

应用：捣法相当于指击法，但力量较轻，适用于手掌小天心和面部承浆，如捣小天心、掐揉五指节，具有安神定志作用，治疗小儿惊啼。

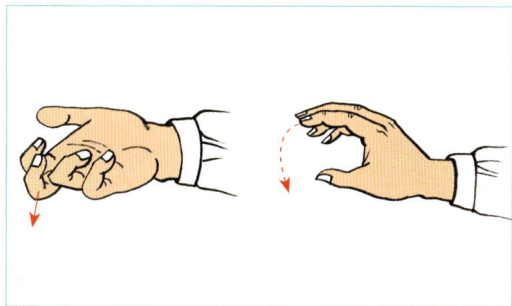

捣法

◆运法

用拇指或食指、中指螺纹面在相应穴位上由此往彼，作弧形或环形推动，称运法。

应用：运法是小儿推拿手法中刺激最轻的一种，较旋推法作用面积大。具有理气和血、舒筋活络的作用。运法多用于手掌特定穴，如运水入土、运土入水、运内八卦、运板门等。

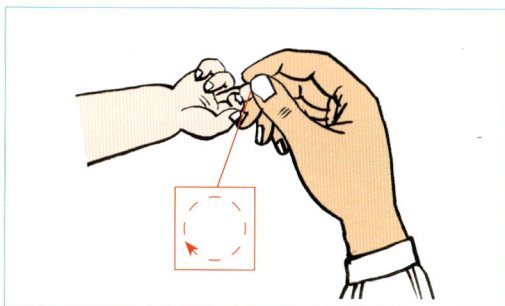

拇指运法

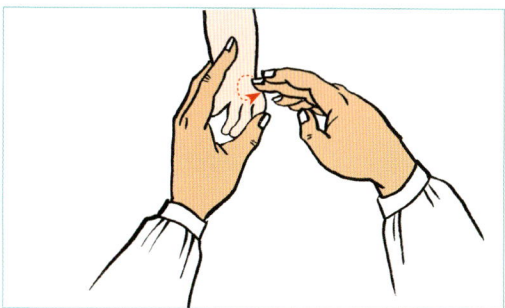

中指运法

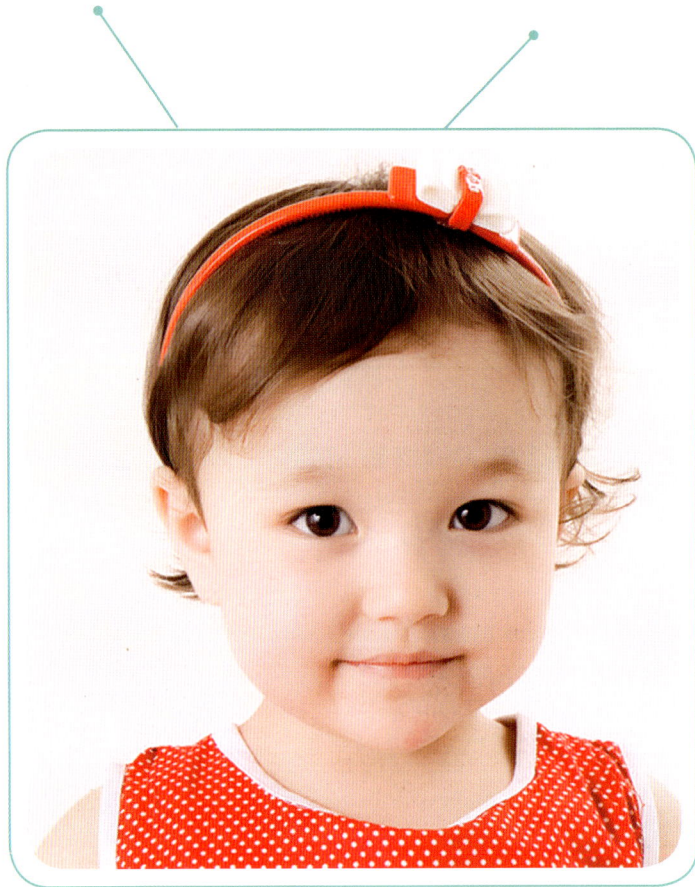

# PART 02

## 小手上的 33 个特效穴位

## 脾 经    健脾胃，补气血

| **准确定位** | 拇指桡侧缘或拇指末节螺纹面。

| **按摩手法** | 术者将小儿拇指屈曲，循拇指桡侧边缘由指尖向指根方向直推为补，称补脾经；将小儿拇指伸直，自指尖向指根方向直推为清，称清脾经。旋推拇指末节螺纹面亦为补。补脾经和清脾经统称推脾经。推 100~500 次。

| **作　用** | 补脾经能健脾胃，补气血；清脾经能清热利湿，化痰止呕。

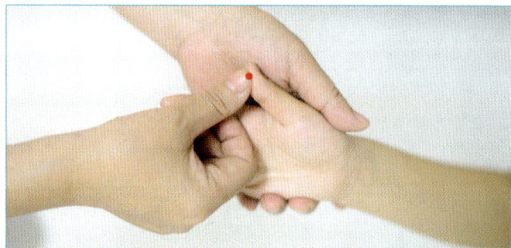

## 胃 经    提升食欲促消化

| **准确定位** | 拇指掌面近掌端第一节。

| **按摩手法** | 术者一手持小儿拇指，用另一手拇指或食指、中指向指根方向直推，称为清胃经；术者用拇指螺纹面，旋推拇指掌面近掌端第一节，称为补胃经。清胃经和补胃经，统称推胃经，推 100~500 次。

| **作　用** | 补胃经能健脾胃，助运化；清胃经具有清中焦湿热、和胃降逆、泻胃火、除烦止渴的作用。

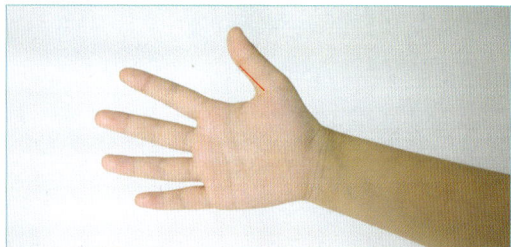

## 肝经  驱毒、清热的好帮手

常用指数：★ ★ ★

| **准确定位** | 食指末节螺纹面。

| **按摩手法** | 术者一手持小儿食指末节，用另一手拇指螺纹面旋推小儿食指螺纹面为补肝经；由指尖向指根方向直推，称清肝经。补肝经和清肝经统称为推肝经。推100~500 次。

| **作　用** | 清肝经能平肝泻火、息风镇惊、解郁除烦。常用于惊风、抽搐、烦躁不安、五心烦热等症。

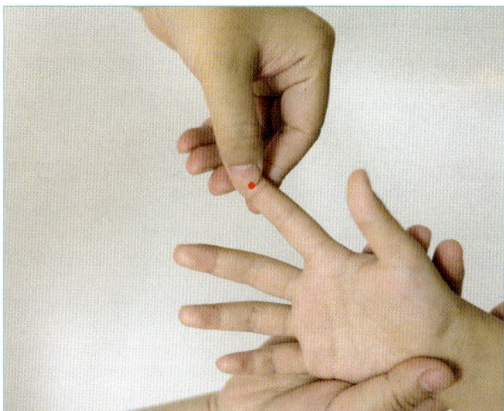

## 心经  清热，退心火

常用指数：★ ★ ★

| **准确定位** | 中指末节螺纹面。

| **按摩手法** | 术者一手持小儿中指，用另一手拇指螺纹面旋推小儿中指螺纹面为补心经；由指尖向指根方向直推，称清心经。补心经和清心经统称为推心经。推 100~500 次。

| **作　用** | 清心经能清热退心火。常用于心火旺盛而引起的高热神昏、面赤口疮、小便短赤等。

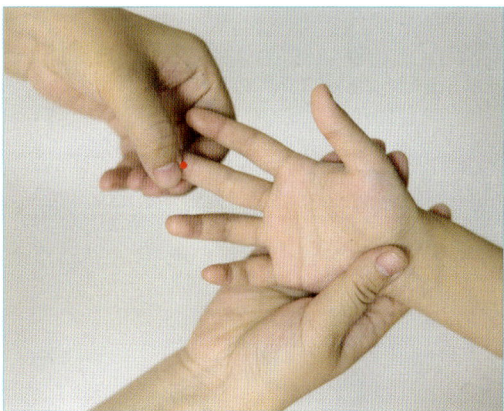

# 肺 经　宣肺清热止咳

| **准确定位** | 无名指末节螺纹面。

| **按摩手法** | 术者一手持小儿无名指，用另一手拇指螺纹面旋推小儿无名指螺纹面为补肺经；由指尖向指根方向直推，称清肺经。补肺经和清肺经统称为推肺经。推100~500次。

| **作　　用** | 补肺经能补益肺气；清肺经可宣肺清热。

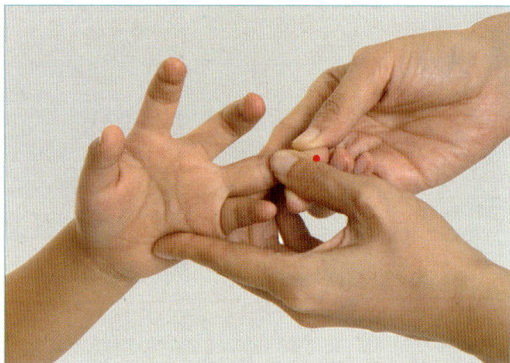

# 肾 经　补肾益脑治腹泻

常用指数：★ ★ ★

| **准确定位** | 小指末节螺纹面。

| **按摩手法** | 术者一手持小儿小指，由指根向指尖方向直推，为补肾经，反之为清，称清肾经。补肾经和清肾经统称为推肾经。推100~500次。

| **作　　用** | 补肾经具有补肾益脑、温养下元的作用；清肾经能清利下焦湿热。

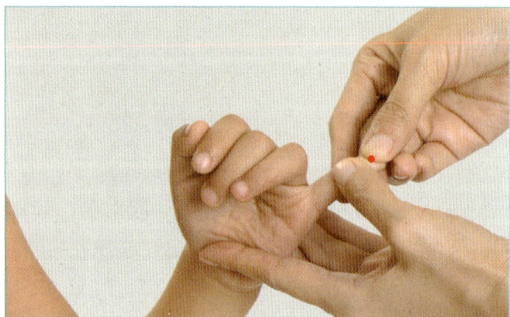

## 五经 解表退热

| **准确定位** | 五手指螺纹面，即脾、肝、心、肺、肾经。

| **按摩手法** | 术者一手持小儿五指，用另一手拇指或中指从小儿拇指运或掐揉至小指，运 50~100 次，掐揉 3~5 次，称运五经和掐揉五经。小儿掌心向下，五指并拢，术者拇指放在小儿掌背，其余四指并拢在小儿掌面向指端方向直推，推 50~100 次，称推五经。五经穴有运法、掐法、揉法、推法 4 种操作。

| **作 用** | 推五经能解表退热。主治外感发热，尤其是对 6 个月以内的婴儿，效果较好。

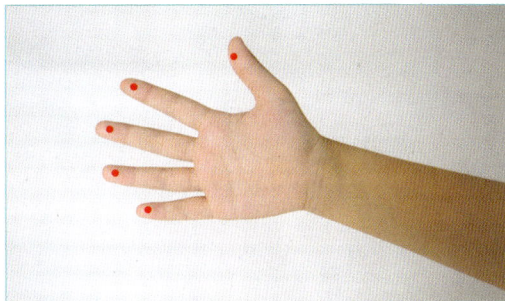

## 大肠 通便止泻

| **准确定位** | 食指桡侧缘，自食指尖至虎口成一直线。

| **按摩手法** | 术者一手持小儿食指，暴露桡侧缘，用另一手拇指螺纹面从小儿食指指尖直线推向虎口为补，称补大肠。反之为清，称清大肠。补大肠和清大肠统称推大肠，推 100~300 次。

| **作 用** | 补大肠具有涩肠固脱、温中止泻的作用；清大肠能清利肠腑、除湿热、导积滞。

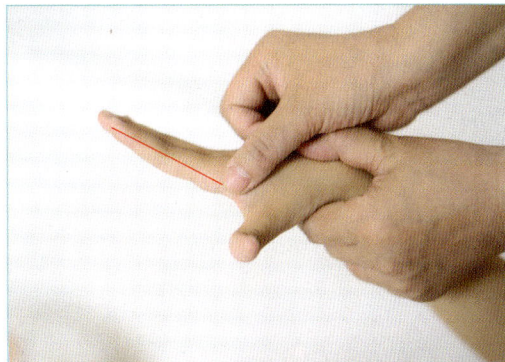

## 小肠  清热利尿

常用指数：★ ★ ★ ★

| **准确定位** | 小指尺侧边缘，自指尖到指根成一直线。

| **按摩手法** | 术者一手持小儿小指，暴露尺侧缘，用另一手拇指螺纹面或食指桡侧缘从小儿指尖推向指根为补，称补小肠；反之则为清，称清小肠。推 100~300 次。补小肠和清小肠统称为推小肠。

| **作　　用** | 清小肠能清热利尿，泌别清浊。主要用于小便短赤不利、尿闭、水泻等症。

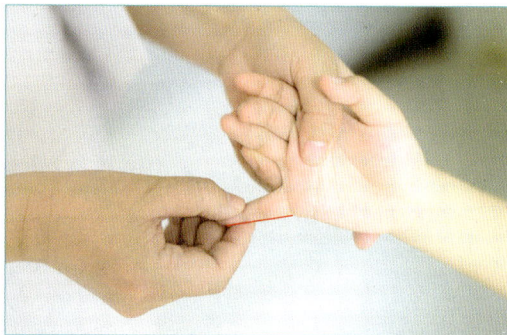

## 四横纹  掐推揉助消化

常用指数：★ ★ ★ ★

| **准确定位** | 掌面食指、中指、无名指、小指第一指间关节横纹处。

| **按摩手法** | 术者一手握小儿手，使掌心向上，用另一手拇指从小儿食指依次掐揉至小指横纹，称掐四横纹；四指并拢，从食指横纹，推向小指横纹处，称推四横纹。掐揉各 3~5 次，推 100~300 次。四横纹有掐法、揉法、推法 3 种操作。

| **作　　用** | 掐四横纹能退热除烦、散瘀结；推四横纹具有调中行气、和气血、消胀满的作用。掐四横纹是治疗小儿疳积的要穴。

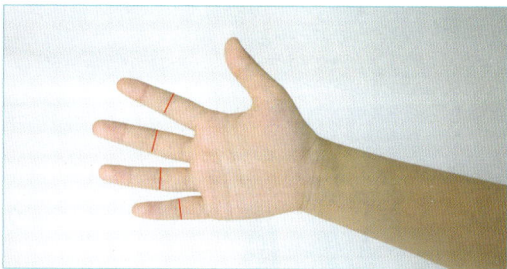

## 小横纹  退热消胀散结

**常用指数：** ★★★★

| **准确定位** | 掌面食指、中指、无名指、小指掌指关节横纹处。

| **按摩手法** | 术者一手持小儿四指，使掌心向上，用另一手拇指指甲，从小儿食指掌指关节横纹，依次掐至小指，掐 3~5 次，称掐小横纹；术者用拇指螺纹面推 100~300 次，称推小横纹。小横纹有掐法和推法 2 种操作。

| **作　用** | 推、掐小横纹能退热消胀、散结。推小横纹能治肺部干啰音；掐小横纹用于脾胃热结、口唇糜烂及腹胀等症。

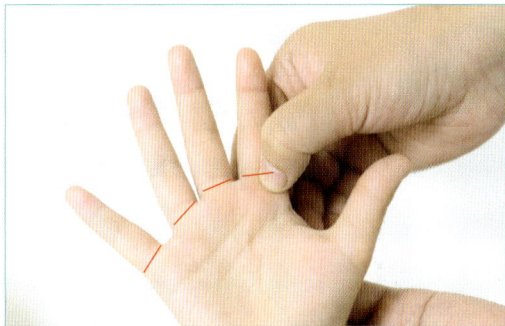

## 掌小横纹  宽胸宣肺，化痰止咳

**常用指数：** ★★★★

| **准确定位** | 掌面小指根下，尺侧掌纹头。

| **按摩手法** | 术者一手持小儿手，用另一手拇指或中指端按揉本穴，揉 100~500 次，称揉掌小横纹。

| **作　用** | 揉掌小横纹具有清热散结、宽胸宣肺、化痰止咳作用。

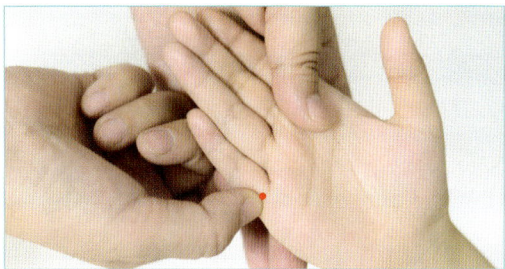

# 板门 （大鱼际）　胃口好、吃饭香

**常用指数：★★★★**

| **准确定位** | 手掌大鱼际平面。

| **按摩手法** | 术者一手持小儿手，用另一手拇指端揉小儿大鱼际，称揉板门或运板门，揉50~100次；用推法自拇指根推向腕横纹，称板门推向横纹，反之称横纹推向板门，推100~300次。板门穴有揉法、运法、推法3种操作。

| **作　　用** | 揉板门能健脾和胃，消食化滞，运达上下之气。板门推向横纹，健脾止泻；横纹推向板门降逆止呕。

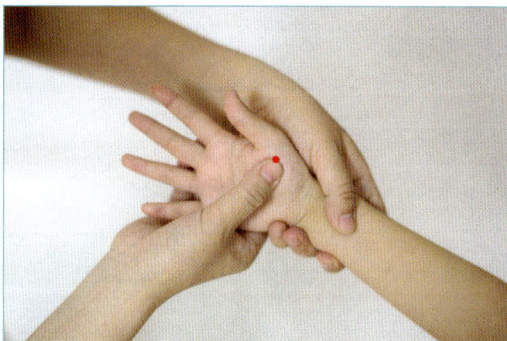

# 内劳宫　清热除烦，退心火

**常用指数：★★★★**

| **准确定位** | 手掌心中，屈指时中指、无名指指端之间中点。

| **按摩手法** | 术者一手持小儿手，用另一手拇指或中指端揉小儿掌心，揉100~300次，称揉内劳宫；术者用拇指螺纹面或中指端运内劳宫，运10~30次，称运内劳宫。内劳宫有揉法和运法2种操作。

| **作　　用** | 揉内劳宫能清热除烦，运内劳宫具有清心、肾两经虚热作用。

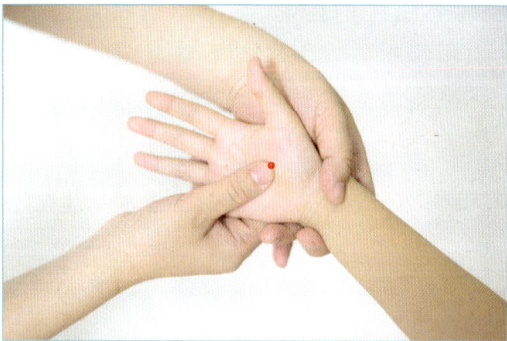

# 内八卦 巧运八卦除百病

**常用指数：** ★★★★★

**| 准确定位 |** 手掌面，以掌心为圆心，从圆心至中指根横纹约 2/3 处为半径，所做圆周。八卦穴在此圆周上，即乾、坎、艮、震、巽、离、坤、兑 8 个方位。

**| 按摩手法 |** 术者一手持小儿四指，拇指按在小儿离卦（中指下方位置），掌心向上，用另一手食指、中指夹住小儿腕关节，以拇指螺纹面用运法，自乾卦起至兑卦止，周而复始，顺时针运，运 100~500 次，称顺运内八卦；若从兑卦起至乾卦止，逆时针运，运 100~500 次，称。

**| 作　　用 |** 顺运内八卦具有宽胸利膈、理气化痰、行滞消食的作用。逆运八卦能降气平喘。

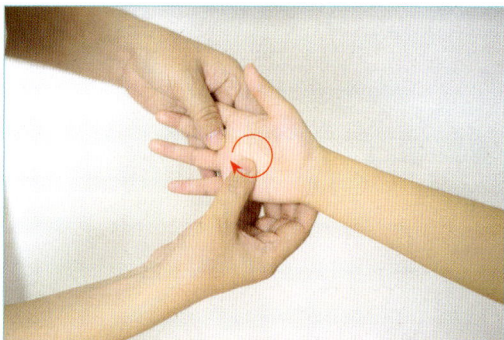

# 小天心 清心安神掐与捣

**常用指数：** ★★★★★

**| 准确定位 |** 大、小鱼际交接处凹陷中，内劳宫之下，总筋之上。

**| 按摩手法 |** 术者一手持小儿四指，使掌心向上，用另一手中指端揉，揉 100~300 次，称揉小天心；用拇指甲掐 3~5 次，称掐小天心；用中指尖或屈曲的指间关节捣 10~30 次，称捣小天心。小天心有揉法、掐法、捣法 3 种操作。

**| 作　　用 |** 掐、揉小天心具有清热、镇惊、利尿、明目作用，掐、捣小天心能镇惊安神。

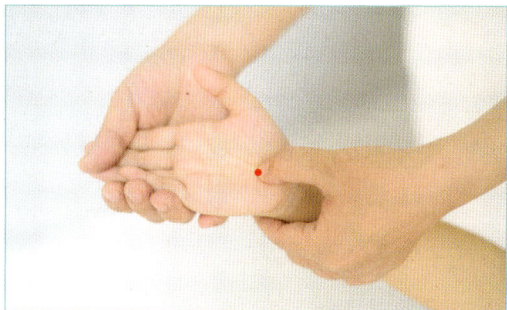

21

# 总筋 清热止痉，通调气机

| 准确定位 | 掌侧腕横纹中点。

| 按摩手法 | 术者一手持小儿四指，用另一手拇指端按揉本穴，揉 100~300 次，称揉总筋；用拇指指甲掐 3~5 次，称掐总筋。总筋穴有按揉法、掐法 2 种操作。

| 作　　用 | 揉总筋具有清心经热、散结止痉、通调周身气机的作用；掐总筋能镇惊止痉。

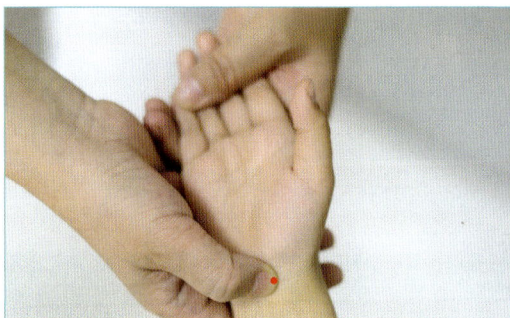

# 大横纹 调和气血，行滞消食

常用指数：★ ★

| 准确定位 | 仰掌，掌侧横纹。近拇指端称阳池，近小指端称阴池。

| 按摩手法 | 术者用两手拇指指面从小儿掌后横纹中点，由总筋向两旁分推，称分推大横纹，又称分阴阳；自两旁（阴池、阳池）向总筋合推称合阴阳。推 30~50 次。大横纹有分推、合推法 2 种操作。

| 作　　用 | 分阴阳能平衡阴阳、调和气血、行滞消食，合阴阳能行痰散结。

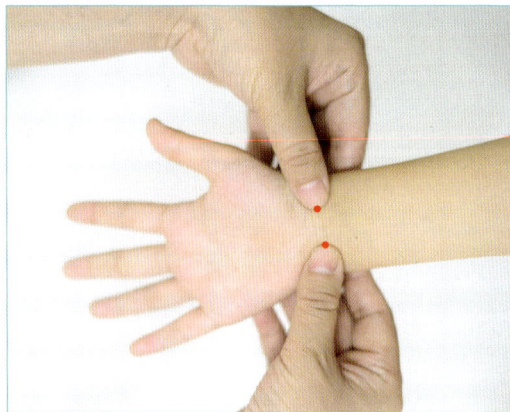

# 十宣

## 急救惊风掐十宣

**常用指数：★ ★ ★**

| **准确定位** | 十指尖指甲内赤白肉际处。

| **按摩手法** | 术者一手握小儿手，使其指尖向上，用另一手拇指甲逐一掐之，各掐3~5次，或醒后即止，称掐十宣。

| **作　　用** | 掐十宣能清热、醒神、开窍。主要用于急救。治疗高热惊风，抽搐，昏厥，多与掐老龙、掐人中、掐端正等合用。

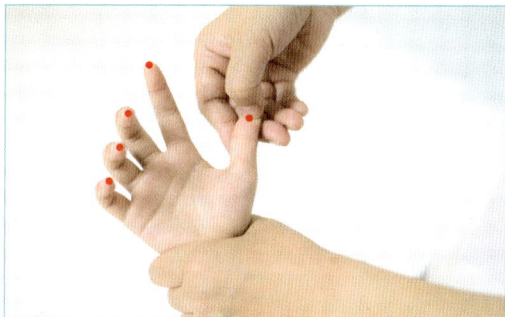

# 老龙

## 醒神开窍掐老龙

**常用指数：★ ★ ★**

| **准确定位** | 中指指甲后一分处。

| **按摩手法** | 术者一手持小儿中指，使其指尖向上，用另一手拇指指甲掐小儿中指指甲后 1 分处，掐 3~5 次，或醒后即止，称掐老龙。

| **作　　用** | 掐老龙能醒神开窍，用于急救。常与掐人中合用，治疗小儿急惊风、高热抽搐。

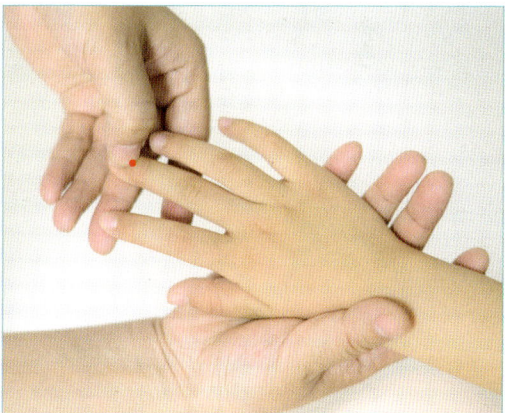

## 端正 缓解呕吐，止水泻

| **准确定位** | 中指指甲两侧赤白肉际处，桡侧称左端正，尺侧称右端正。

| **按摩手法** | 术者一手持小儿中指，使其指尖向上，用另一手拇指指甲掐或拇指螺纹面揉，掐3~5次，揉50次，称掐、揉端正。

| **作　用** | 揉右端正能降逆止呕。揉左端正能升提止泻。

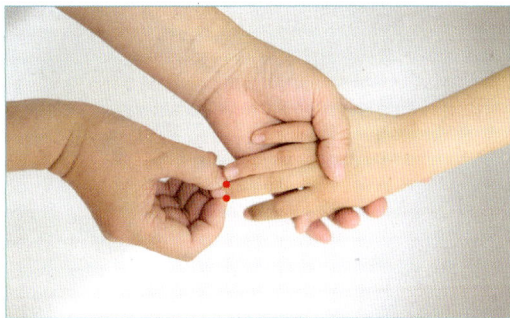

## 五指节 安神镇惊祛风痰

常用指数：★ ★ ★

| **准确定位** | 五指各关节。

| **按摩手法** | 术者一手握小儿手，使其手背向上，用另一手拇指指甲依次从小儿拇指掐至小指，掐后继揉，称掐五指节；用拇指螺纹面，称揉五指节，揉30~50次。掐、揉时，掌面、掌背均可。

| **作　用** | 掐、揉五指节具有安神镇惊、祛风痰、通关窍的作用。

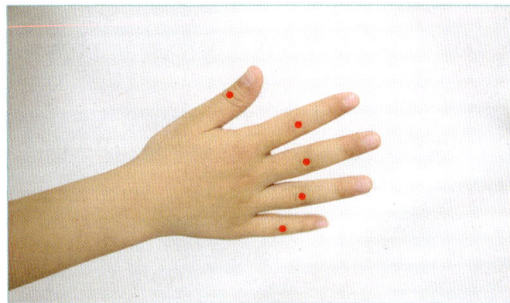

# 二扇门　快速清火退热

| 准确定位 | 掌背中指根本节两侧凹陷处。

| 按摩手法 | 术者用两手食指、中指夹住小儿手掌，使其手心向下，用两拇指指甲掐之，继以揉法，称掐二扇门；或用两拇指偏峰按揉。或一手握小儿手腕，用另一手食指、中指按揉之，称揉二扇门。

| 作　用 | 掐揉二扇门能发汗透表、退热平喘，是发汗效穴。揉时要稍用力，速度宜快，多用于风寒外感。

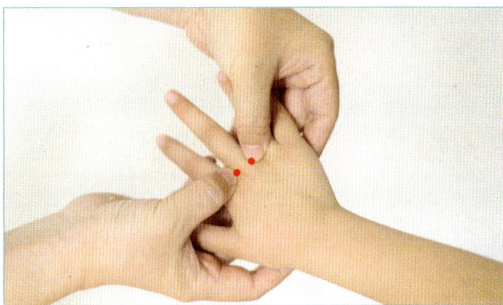

# 二人上马　滋阴补肾，顺气散结

| 准确定位 | 手背无名指及小指掌指关节后陷中。

| 按摩手法 | 术者一手握小儿四指，使掌心向下，用另一手拇指掐之，掐 3~5 次，称掐二人上马；或用拇指、中指相对用力揉，称揉二人上马。

| 作　用 | 揉二人上马能滋阴补肾、顺气散结、利水通淋，为补肾滋阴的要法。湿性啰音配揉掌小横纹，多揉有效。

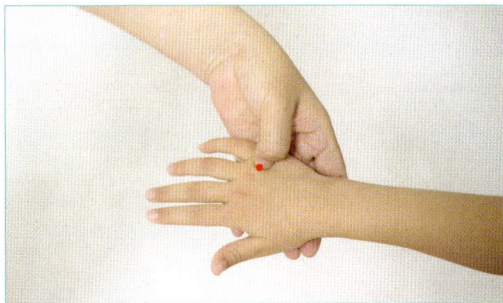

# 外劳宫　祛除体寒治感冒

| **准确定位** | 掌背正中第三、第四掌骨中间凹陷处，与内劳宫相对。

| **按摩手法** | 术者一手握小儿手，用另一手拇指或中指揉之，揉100~300次，称揉外劳宫；用拇指指甲掐之，掐3~5次，称掐外劳宫。

| **作　　用** | 揉外劳宫具有温阳散寒、升阳举陷作用，兼能发汗解表。本法性温，

用于一切寒证。

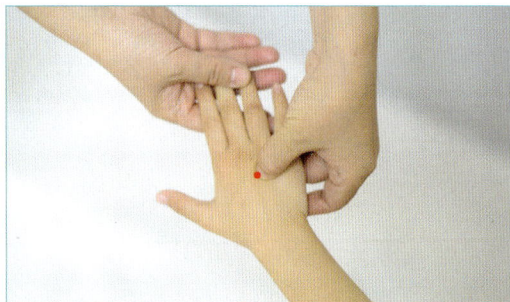

# 威灵　开窍醒神急救穴

常用指数：★★★

| **准确定位** | 在手背二、三掌骨歧缝间。

| **按摩手法** | 术者一手握患儿四指，用另一手拇指指甲掐之，掐后继揉，掐3~5次，或醒后即止，称掐威灵。

| **作　　用** | 掐威灵能开窍醒神。主要用于急救。急惊暴死、昏迷不醒，常与掐精宁、掐人中合用。

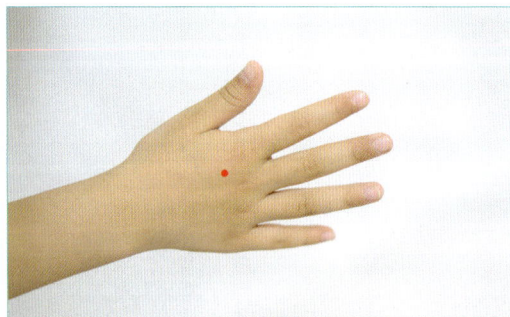

# 精宁  行气化痰开窍

**常用指数：★ ★ ★**

| **准确定位** | 在手背第四、五掌骨歧缝间。

| **按摩手法** | 术者一手握患儿四指，用另一手拇指指甲掐之，掐 3~5 次，掐后继揉，称掐精宁。

| **作 用** | 掐精宁具有行气、破结、化痰的作用。

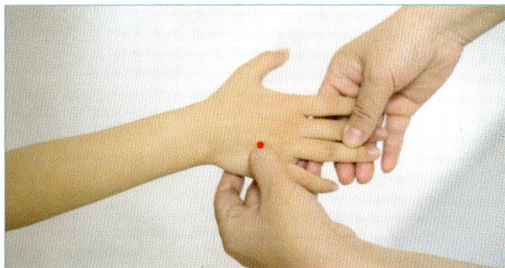

# 外八卦  治疗腹胀便秘疗效好

**常用指数：★ ★ ★ ★**

| **准确定位** | 手背外劳宫周围，与内八卦相对处。

| **按摩手法** | 术者一手持小儿四指，使掌背向上，用另一手拇指做顺时针方向掐运，运 100~300 次，称运外八卦。

| **作 用** | 运外八卦具有宽胸理气、通滞散结的作用。治疗胸闷、腹胀、便结等症，常与运内八卦、推揉膻中、摩腹等合用。

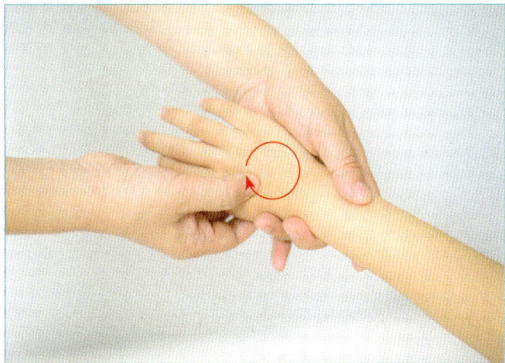

# 一窝风　发散风寒治腹痛

常用指数： ★ ★ ★ ★ ★

| 准确定位 | 手背腕横纹正中凹陷处。

| 按摩手法 | 术者一手持小儿手掌，使掌背向上，用另一手中指或拇指揉之，揉100~300次，称揉一窝风。

| 作　　用 | 揉一窝风具有温中行气、止痹痛、利关节的作用。用于受寒、食积等原因引起的腹痛等症。

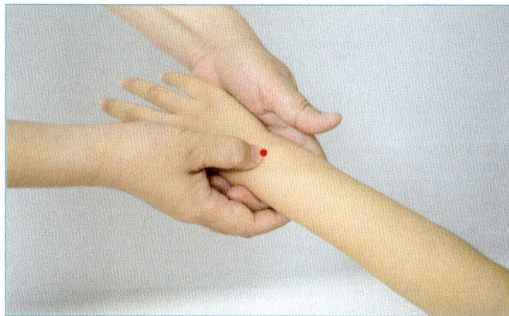

# 膊阳池　通便利尿，止头痛

常用指数： ★ ★ ★

| 准确定位 | 手背一窝风上3寸，与内间使相对处。

| 按摩手法 | 术者一手握小儿手腕，使掌背向上，用另一手拇指或中指揉100~200次，称揉膊阳池；用拇指甲掐3~5次，然后揉之，称掐膊阳池。

| 作　　用 | 掐、揉膊阳池能止头痛，通大便，利小便。

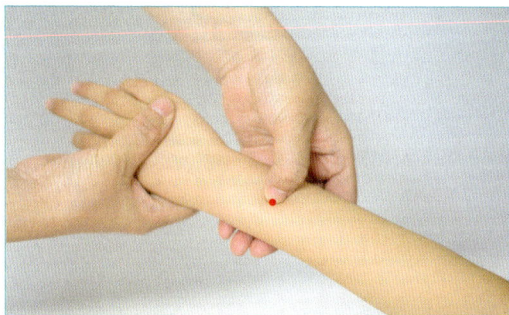

# 三关  气血虚弱推三关

**常用指数：** ★★★★★

| **准确定位** | 前臂桡侧，阳池至曲池成一直线。

| **按摩手法** | 术者一手握小儿手腕，用另一手拇指桡侧面或食指、中指指面从小儿手腕推向肘部，推 100~300 次，称推三关。屈小儿拇指，自拇指外侧推向肘称大推三关。

| **作　　用** | 推三关能补气行气、温阳散寒、发汗解表。本法性温热，主治一切虚寒病症，对非虚寒病症者宜慎用。

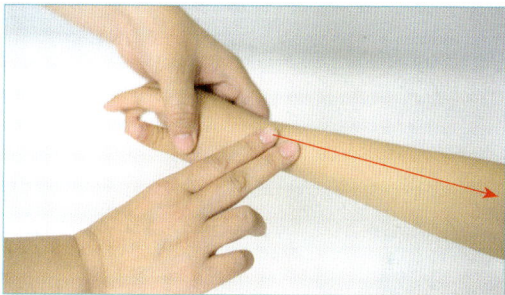

# 天河水  退热去火最有效

**常用指数：** ★★★★★

| **准确定位** | 前臂内侧正中，总筋至洪池（曲泽）成一直线。

| **按摩手法** | 术者一手握小儿手腕，使掌心向上，用另一手食指、中指指面从小儿腕横纹推向肘横纹，推 100~500 次，称清天河水。用食指、中指沾水自总筋处，一起一落弹打如弹琴状，直至洪池，同时一面用口吹气随之，称弹打天河水。

| **作　　用** | 清天河水能清热解表、泻火除烦。本法性微凉，清热较平和，用于治疗热性病症。

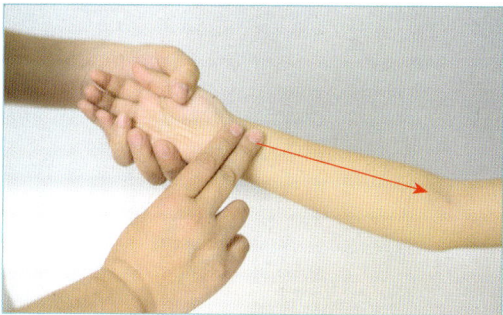

# 六腑 高热惊风推六腑

| **准确定位** | 前臂尺侧，肘至阴池成一直线。

| **按摩手法** | 术者一手握住小儿手腕，用另一手拇指或食指、中指指面自小儿肘部尺侧端推至腕掌侧横纹尺侧端100~500次，称推六腑。

| **作　用** | 推六腑能清热、解毒、凉血。本法性寒凉，用于实热病症。

特别提示：推六腑与推三关是大凉大热之法，可单用，亦可合用。气虚体弱，畏寒怕冷，可单用推三关；高热烦渴、发斑等可单用推六腑；合用能平衡阴阳，防止大凉大热，伤及正气。寒热夹杂，以热为主，推六腑三次，推三关一次，即3∶1推之，通常称为退三推一；若以寒为重，推六腑一次，则推三关三次，即1∶3，称为推三退一法。

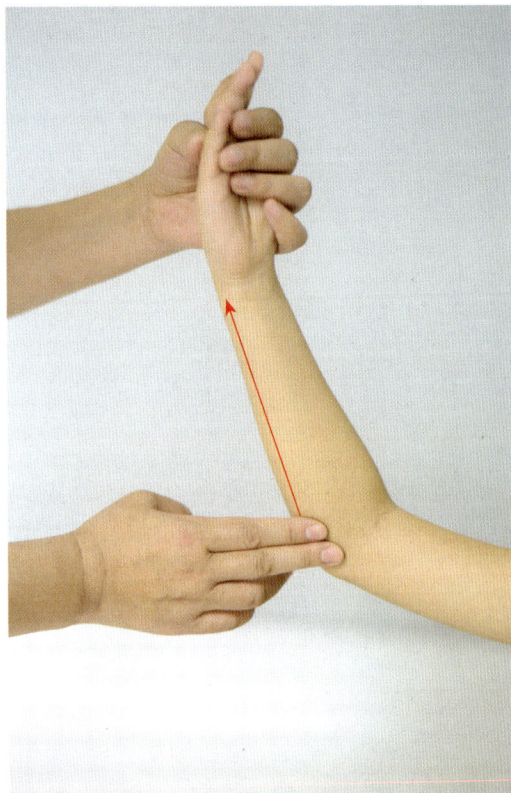

## 特别提示

1. 以五脏命名的穴位脾经、肝经、心经、肺经、肾经、肾纹，前五穴治疗本脏的病症，用补法能补其不足，用清法能泻其有余。其中肝经、心经两穴宜清不宜补，若补时，须补后加清；脾经、肾经两穴用补法为多，清法宜少用；唯肺经有补有泻。五穴组合又称五经穴，与相关的脏腑经穴相配，治疗相关脏腑病症。而肾纹穴无补益功效，仅有清心、肝经热结，祛风明目的作用。

2. 以六腑命名的穴位，胃经、大肠经和小肠诸穴，主要用于治疗本腑的病症，用补法能补其不足，用清法能泻其有余，但其中胃经、小肠经多用清法。

3. 揉二扇门、清天河水、揉外劳宫、掐揉一窝风、推三关五法均能解肌发表，治疗外感病，但掐揉二扇门发汗作用较强，宜用于邪实体壮者。清天河水主要用于外感风热，后三法兼能温阳散寒，主要用于外感风寒。而推三关又能补益气血；揉外劳宫兼散脏腑积寒和升阳举陷；掐揉一窝风也可治腹痛。

4. 清天河水、推六腑、掐揉小天心、揉内劳宫、运内劳宫、揉二人上马和分手阴阳均能清热。而清天河水主要清卫分、气分之热；推六腑主要清营分、血分之热；运内劳宫、揉二人上马清虚烦内热；揉内劳宫、掐揉小天心主要清心经之热，而后者兼有利尿、镇惊的作用，用于心经有热，或移热于小肠、惊惕不安、小便短赤者。分阴阳能调和气血，主要用于寒热往来，气血不和。

5. 推板门、揉板门、揉端正、运外八卦，均能健脾和中，助运消滞。揉板门主要能消食化滞；板门推向横纹、揉左端正主治腹泻；横纹推向板门、揉右端正主治呕吐；运外八卦、运内八卦兼能宽胸理气，而后者又能止咳化痰。

6. 掐揉四横纹、揉掌小横纹、推小横纹、揉肾纹、掐揉总筋均能清热散结，而掐揉四横纹主和气血，消食积，是治疗疳积的要穴；揉掌小横纹主清心、肺之热结，治疗肺部湿性啰音；推小横纹主清脾、胃热结，调中消胀，治疗肺部干性啰音；揉肾纹清心、肝之热结，祛风明目；揉总筋兼通调周身气机，清心止痉，治口舌生疮。

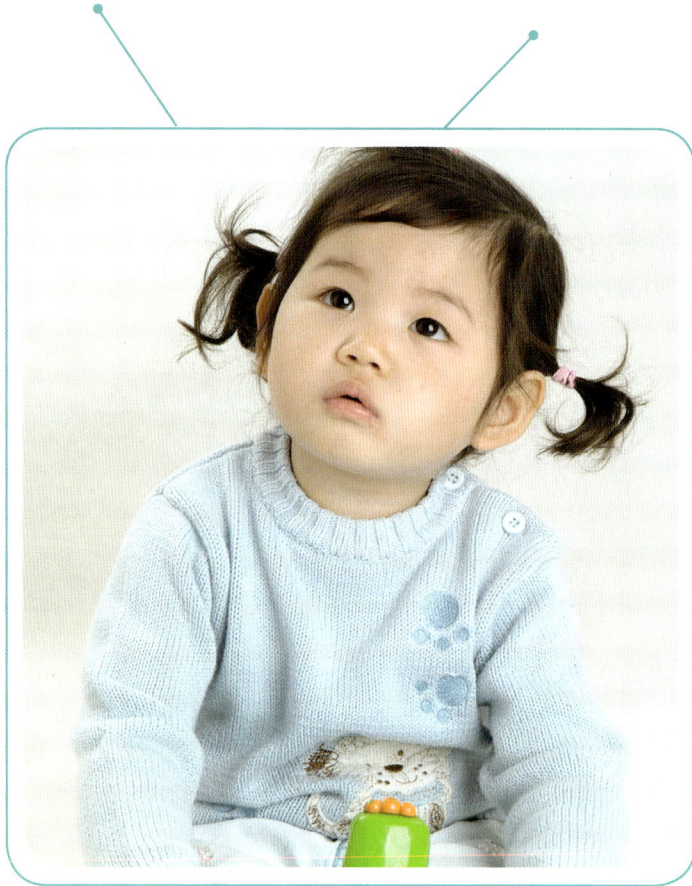

# PART 03

## 其他部位
## 36 个特效穴

# 头面颈部特效穴：发汗解表，退热安神

## 攒竹 （天门）  退热安神效果好

| 准确定位 |  两眉中间至前发际成一直线。

| 按摩手法 |  术者用两拇指自眉心交替直推至前发际，称推攒竹，又称开天门，30~50次。若自眉心推至囟门，则称为大开天门。一开始用力要轻，再慢慢加力，以看见孩子额头皮肤微微发红为度。

| 作　　用 |  开天门具有疏风解表、开窍醒脑、镇静安神的作用。常用于外感发热、头痛等证。

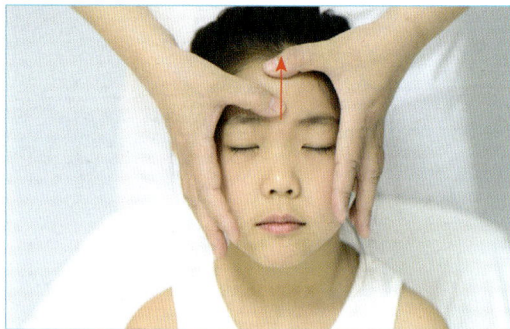

## 坎宫  醒脑明目治感冒

常用指数：★★★★

| 准确定位 |  自眉头起沿眉向眉梢成一横线。

| 按摩手法 |  术者用两拇指自眉心沿两侧眉梢作分推，其余四指轻放在头部两侧固定，推30~50次称推坎宫。

| 作　　用 |  推坎宫能疏风解表、醒脑明目、止头痛。常用于外感发热、头痛等证。

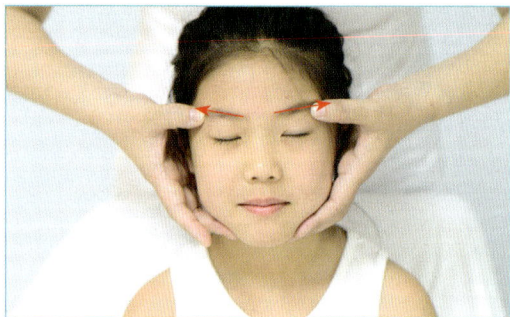

## 太阳 清热明目，止头痛

常用指数：★★★★

| 准确定位 | 眉梢与目外眦之间，向后约 1 寸凹陷处。

| 按摩手法 | 术者两拇指桡侧自前向后直推，称推太阳；用中指端揉该穴，称揉太阳或运太阳。

| 作　用 | 揉推太阳具有疏风解表、清热、明目、止头痛的作用。主要用于外感发热。

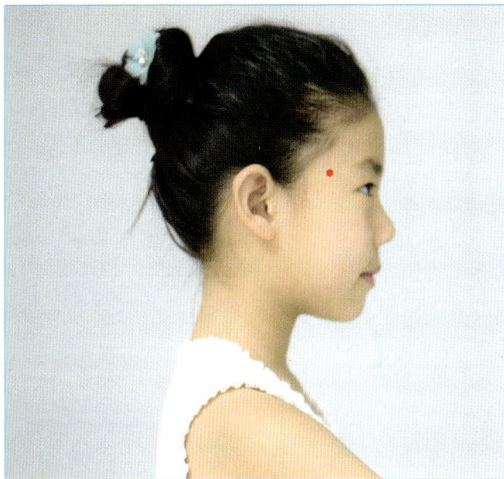

## 印堂 （眉心） 祛风通窍治惊风

常用指数：★★★★

| 准确定位 | 两眉内侧端连线中点处。

| 按摩手法 | 术者用拇指指甲在眉心处掐，掐 3~5 次，称掐印堂；用拇指指端揉，揉 20~30 次，称揉眉心。

| 作　用 | 掐印堂能醒脑安神，揉眉心能祛风通窍。

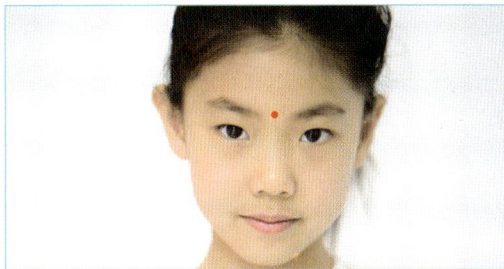

## 山根 (山风 二门)　惊风抽搐掐山根　　　常用指数：★★★

| **准确定位** | 在印堂之下，两目内眦中间。

| **按摩手法** | 术者用拇指指甲掐，掐 3~5 次，称掐山根。此穴不推，专用掐法。

| **作　　用** | 掐山根具有开关窍、醒目安神的作用。

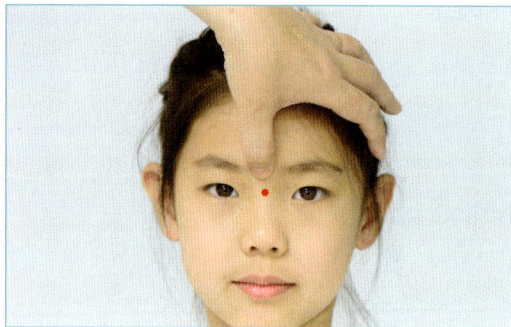

## 人中 (水沟)　窒息急救最有效　　　常用指数：★★★

| **准确定位** | 人中沟正中上 1/3 与下 2/3 交界处，属督脉。

| **按摩手法** | 术者用拇指指甲掐，掐 3~5 次，或醒后即止，称掐人中。

| **作　　用** | 掐人中能醒神开窍。主要用于急救。

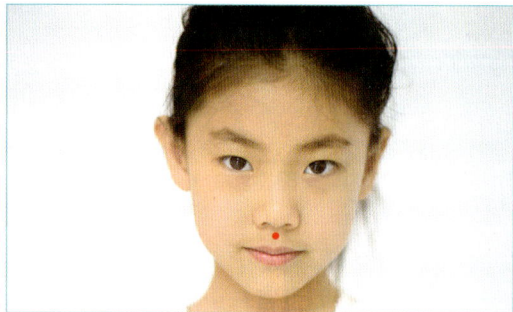

## 迎香 宣肺通气治鼻炎

常用指数：★ ★ ★

| **准确定位** | 鼻翼外缘旁开 0.5 寸，鼻唇沟陷中。

| **按摩手法** | 术者用食指、中指或两拇指桡侧按揉，揉 20~50 次，称揉迎香。

| **作　　用** | 揉迎香具有宣肺气、通鼻窍的作用。

| **临床应用** | 治疗感冒或慢性鼻炎等引起的鼻塞流涕、呼吸不畅。

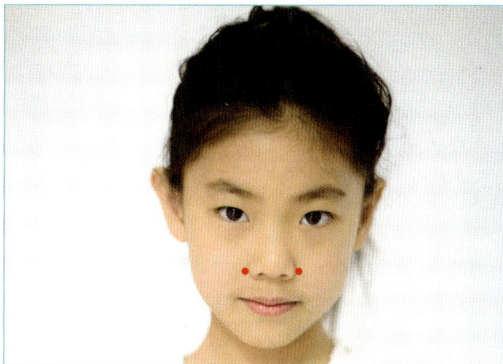

## 牙关（颊车） 口眼歪斜需通络

常用指数：★ ★ ★

| **准确定位** | 下颌角前上方一横指，用力咬牙时，咬肌隆起处。

| **按摩手法** | 术者用拇指按或中指揉，按 3~5 次，揉 30~50 次，称按牙关或揉牙关。

| **作　　用** | 按牙关主要用于牙关紧闭，多与掐人中、掐十宣等穴合用，具有开窍作用；揉牙关治口眼歪斜，多配合揉迎香、揉地仓、揉四白等穴，具有疏风通络止痛的作用。

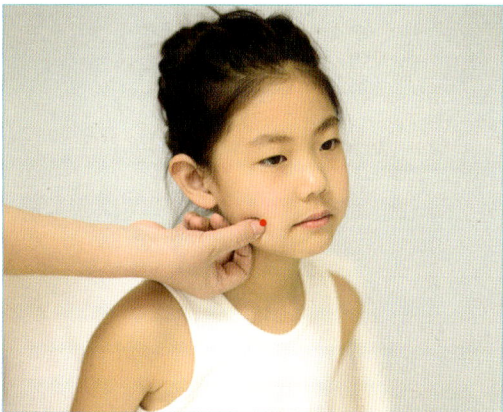

## 百会　开窍宁神，升阳固脱

常用指数：★ ★ ★

| 准确定位 | 头顶正中线与两耳尖连线的交会处，后发际正中直上 7 寸。

| 按摩手法 | 术者用拇指螺纹面或掌心按、揉或按揉，按 3~5 次，揉或按揉 30~50 次，称按百会、揉百会或按揉百会。

| 作　用 | 百会为诸阳之会，按揉百会能安神镇惊、升阳举陷。

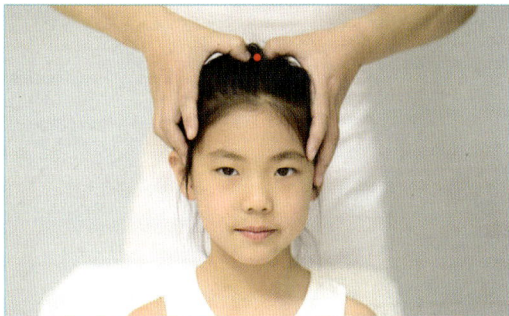

## 耳后高骨　疏风解表治感冒

常用指数：★ ★ ★ ★

| 准确定位 | 耳后入发际，乳突后缘高骨下凹陷中。

| 按摩手法 | 术者用两拇指或中指指端揉，揉 30~50 次，称揉耳后高骨。或用两拇指推运，运 30~50 次，称运耳后高骨。或用两拇指指甲掐，掐 3~5 次，称掐耳后高骨。

| 作　用 | 揉耳后高骨能疏风解表。主治感冒头痛。

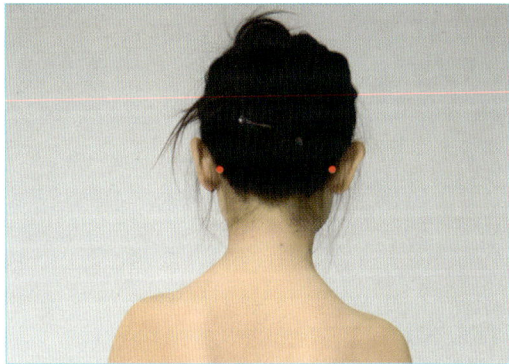

# 风池　　祛风散寒发汗快

常用指数：★★★★★

| 准确定位 | 颈后，后发际，胸锁乳突肌与斜方肌之间凹陷中，平风府穴。

| 按摩手法 | 术者用拇指、食指或拇指、中指相对用力，拿揉或拿 5~10 次，称拿揉风池或拿风池。

| 作　　用 | 拿风池具有发汗解表、祛风散寒作用。本法发汗效果非常显著。

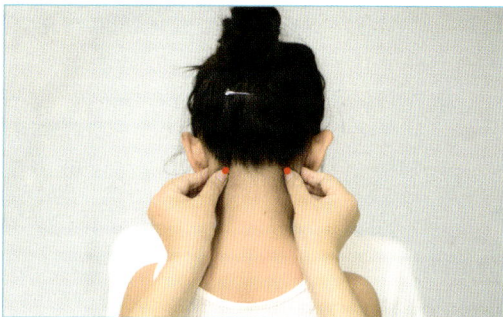

# 天柱骨　　外感发热见效快

常用指数：★★★★★

| 准确定位 | 颈后发际正中至大椎穴成一直线。

| 按摩手法 | 术者用拇指或食指、中指指面自上而下直推，推 100~300 次，称推天柱骨；也可以用刮痧板或汤匙边蘸水自上而下刮，刮至皮下轻度瘀血，称刮天柱。

| 作　　用 | 推、刮天柱骨具有降逆止呕、祛风散寒的作用。

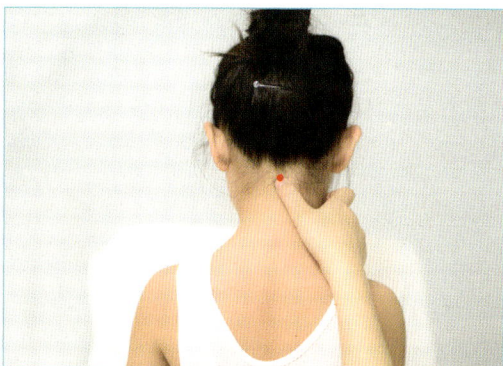

# 胸腹部要穴：健脾和胃消食理气

## 天突　快速止咳平喘

常用指数：★★★

| 准确定位 | 胸骨切迹上缘正中凹陷中。

| 按摩手法 | 术者用中指指端按揉 10~30 次，称按揉天突；用双手拇指对称挤捏，至皮下瘀血成紫红色，称挤捏天突。

| 作　　用 | 按揉天突能理气化痰、降逆止呕、止咳平喘。主治痰喘、呕吐、外感发热。

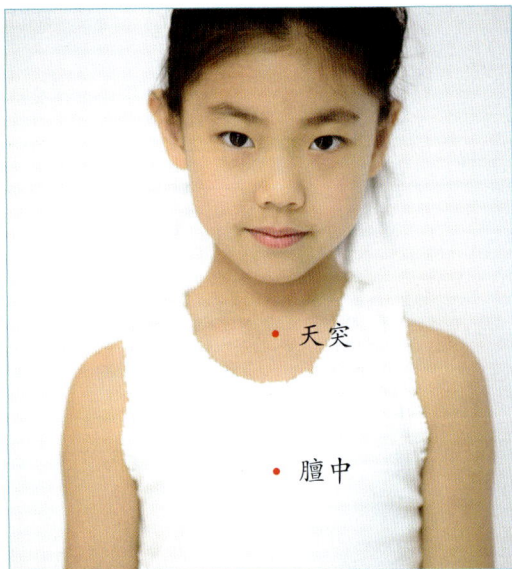

• 天突

• 膻中

## 膻中　理气止咳化痰

常用指数：★★★★

| 准确定位 | 胸骨正中，两乳头连线中点。

| 按摩手法 | 术者用中指指端揉，揉 50~100 次，称揉膻中；用两拇指自膻中向两旁分推至乳头 50~100 次，称分推膻中；用食指、中指自胸骨切迹向下推至剑突 50~100 次，称为推膻中。

| 作　　用 | 膻中为气之会穴，推、揉膻中能宽胸理气，止咳化痰。

# 中脘  消食和中，健脾胃

**常用指数：★ ★ ★ ★ ★**

| **准确定位** | 肚脐正中直上 4 寸，即胸骨下端剑突与脐连线的中点。

| **按摩手法** | 术者用指端或掌根按揉100~300 次，称揉中脘；术者用掌心或四指摩中脘 5 分钟，称摩中脘；术者用食指、中指指面自中脘向上直推至喉下或自喉往下推至中脘 100~300 次，称推中脘。

| **作　用** | 揉、摩中脘能健脾和胃、消食和中。

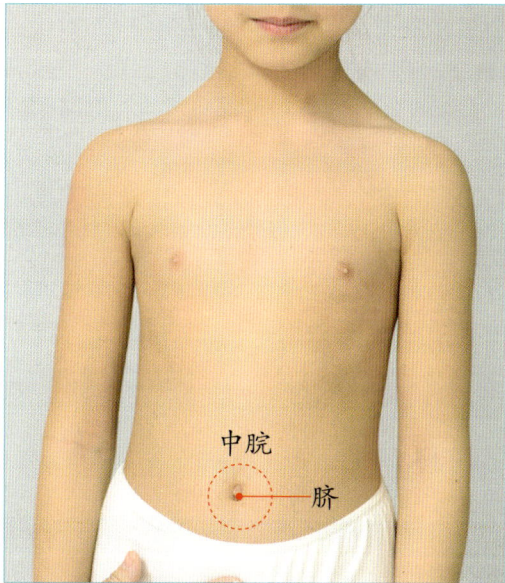

中脘

脐

# 脐（神阙）补益气血除疳积

**常用指数：★ ★ ★ ★ ★**

| **准确定位** | 在肚脐中。

| **按摩手法** | 术者用中指指端或掌根揉脐100~300 次，称揉脐。术者用指腹或手掌面摩称摩脐。逆时针方向揉为补，顺时针方向揉为泻，顺逆各半揉为平补平泻。

| **作　用** | 揉、摩脐能补能泻，补之具有温阳散寒、补益气血、健脾和胃、消食导滞的作用。

## 天枢　腹胀便秘都找它

| 准确定位 | 脐旁 2 寸，属足阳明胃经。

| 按摩手法 | 术者用食指、中指揉 50~100 次，称揉天枢。

| 作　用 | 揉天枢能疏调大肠、理气消滞。

## 气海　益气助阳，止腹痛

| 准确定位 | 下腹部，前正中线上，脐下 1.5 寸。

| 按摩手法 | 用食指或中指揉 50~100 次，称揉气海。

| 作　用 | 益气助阳，消食导滞。主治水肿、脘腹胀满、大便不通等症。

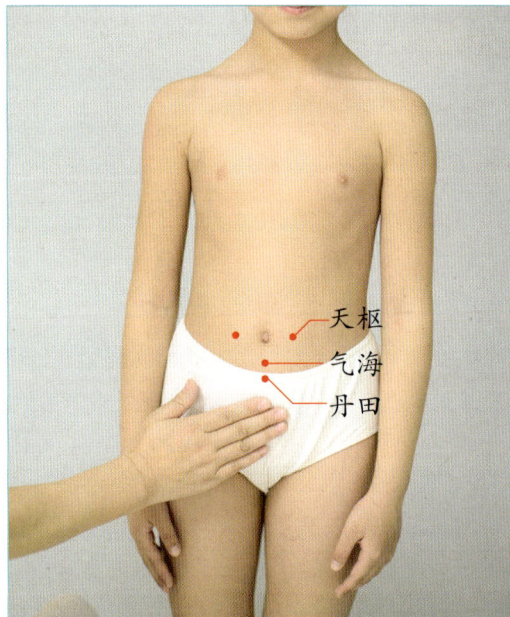

天枢
气海
丹田

## 丹田　先天不足丹田补

| 准确定位 | 下腹部，脐下 2 寸与 3 寸间。

| 按摩手法 | 术者用手指、手掌揉或摩，揉 50~100 次；摩 5 分钟，称揉丹田或摩丹田。

| 作　用 | 揉、摩丹田具有培肾固本、温补下元、分清别浊的功效。

# 肚角　理气消滞，止腹痛

常用指数：★ ★ ★

| 准确定位 | 脐下 2 寸，旁开 2 寸两大筋。

| 按摩手法 | 术者用拇指、食指、中指三指由脐旁向深处拿捏 3~5 次，称拿肚角。一拿一松为一次。

| 作　　用 | 拿肚角能理气消滞，是止腹痛的要法。

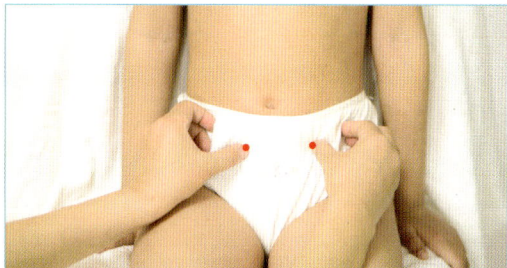

## 特别提示

1. 按揉天突、推揉膻中、搓摩胁肋、揉乳根、揉乳旁均能宽胸理气，治疗上焦气机不利。搓摩胁肋偏于疏肝消积、顺气化痰。按揉天突、推揉膻中主降逆平喘、止咳化痰，多用于痰喘气急，咳嗽呕吐；后二法主止咳化痰，临床多与前两法配合应用。

2. 揉中脘、摩腹、分腹阴阳、拿肚角四法，均能健脾和胃、理气消食，为临床治疗消化系统疾病所常用。揉中脘主要用于脾胃虚弱，或胃脘胀满，食积不化等症，分腹阴阳主要和胃理气、降逆止呕。摩腹主要用于消化功能紊乱、腹泻、便秘等。拿肚角主要能止腹痛、除腹胀，用于各种原因引起的腹痛、腹胀。

3. 揉脐、揉丹田均能温阳散寒，治下焦虚寒。揉脐主要用于消化系统病症，如腹泻、便秘等症，揉丹田兼培肾固本，主要用于泌尿系统病症，如遗尿、尿潴留等症。

# 腰背部特效穴：解表退热，补益五脏

## 肩井　发汗解表治感冒

常用指数： ★ ★ ★

| **准确定位** | 大椎与肩峰连线之中点，肩部筋肉处。

| **按摩手法** | 术者用拇指与食指、中指对称用力提拿 3~5 次，称拿肩井；用指端按压 10~30 次，称按肩井。

| **作　用** | 按、拿肩井能宣通气血、发汗解表。

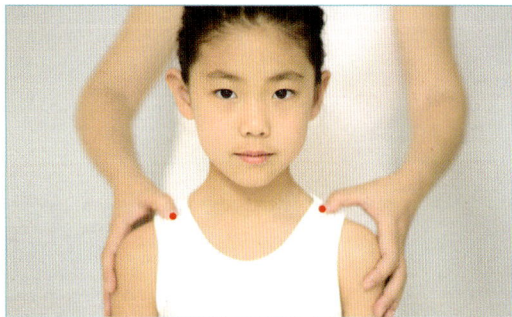

## 大椎　排毒退热好

常用指数： ★ ★ ★ ★ ★

| **准确定位** | 第七节颈椎下凹陷中。

| **按摩手法** | 术者用拇指指端揉 20~30 次，称揉大椎。

| **作　用** | 揉大椎能清热解表。主要用于感冒发热、项强、咳嗽等症。

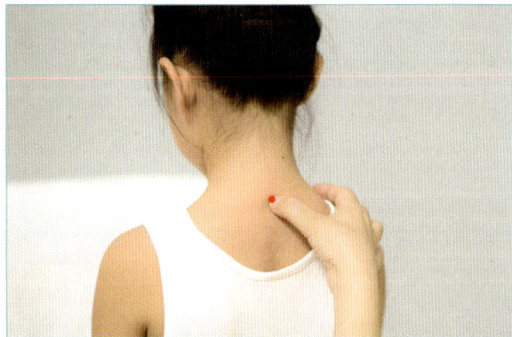

# 定喘　止咳平喘，通宣理肺

**常用指数：★★★★**

| 准确定位 | 背部，第 7 颈椎棘突下，旁开 0.5 寸。

| 按摩手法 | 双手拇指指腹揉 20~30 下，称揉定喘。

| 作　用 | 肃降肺气，定喘止咳。主治哮喘、咳嗽等呼吸系统疾病。

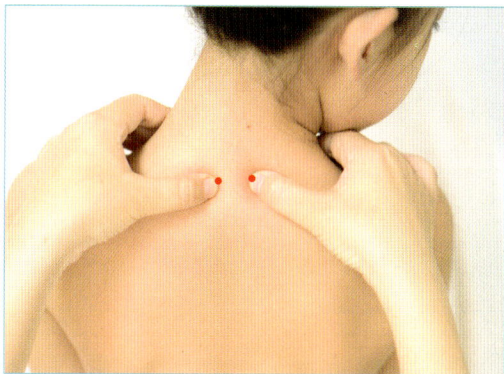

# 风门　外感风寒，止咳喘

**常用指数：★★★★**

| 准确定位 | 第二胸椎棘突下，旁开 1.5 寸。

| 按摩手法 | 术者用两拇指或食指、中指指端在风门穴揉 20~30 次，称揉风门。

| 作　用 | 揉风门能解表通络、止咳平喘。

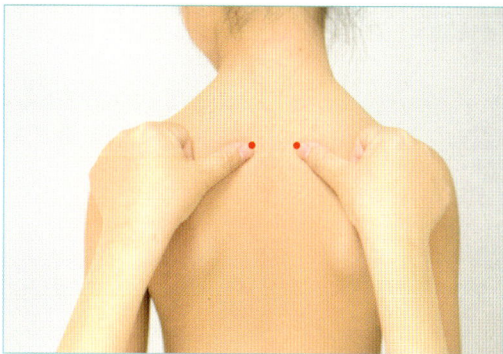

# 肺俞　补气调肺功效大

| 准确定位 |　第三胸椎棘突下，旁开 1.5寸。

| 按摩手法 |　术者用两拇指或食指、中指指端在肺俞穴揉 50~100 次，称揉肺俞；两拇指分别自肩胛骨内缘从上向下推动 100~300次，称推肺俞，或称分推肩胛骨。

| 作　　用 |　揉、分推肺俞能调肺气，补虚损，止咳嗽。主治喘咳、痰鸣、胸闷、胸痛、发热等。

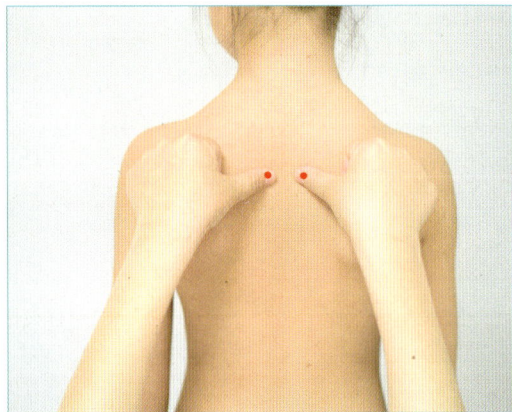

# 心俞　安神益智治胸闷

常用指数：★ ★ ★ ★ ★

| 准确定位 |　第五胸椎棘突下，旁开 1.5寸。

| 按摩手法 |　用双手拇指指端揉 50~100次，称揉心俞。

| 作　　用 |　补益心气，安神益智。主治胸闷、惊风、烦躁、盗汗、遗尿、脑瘫等。

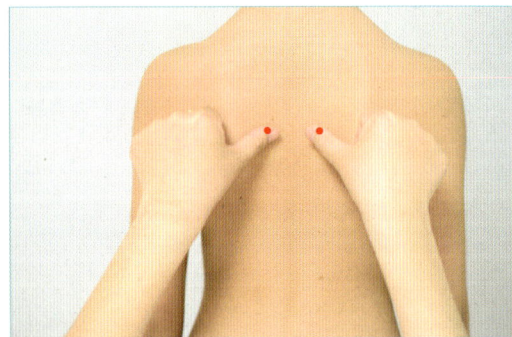

## 肝俞　疏肝理气，除烦躁

**常用指数：** ★ ★ ★ ★ ★

| **准确定位** | 第九胸椎棘突下，旁开 1.5 寸。

| **按摩手法** | 用双手拇指指端揉 50~100 次，称揉肝俞。

| **作　用** | 疏肝理气，明目解郁。主治黄疸、胁痛、目赤肿痛、近视、烦躁、惊风等。

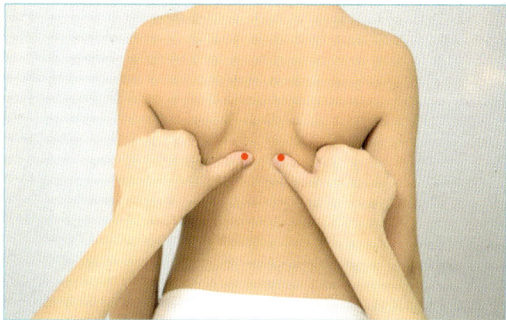

## 脾俞　健脾胃，食欲好

**常用指数：** ★ ★ ★ ★ ★

| **准确定位** | 第十一胸椎棘突下，旁开 1.5 寸。

| **按摩手法** | 术者用两手拇指螺纹面或一手食指、中指指端在脾俞穴揉 50~100 次，称揉脾俞。

| **作　用** | 揉脾俞具有健脾胃、助运化、祛水湿的作用。常用于治疗呕吐、腹泻、疳积、食欲不振、水肿、慢惊风、四肢乏力等。

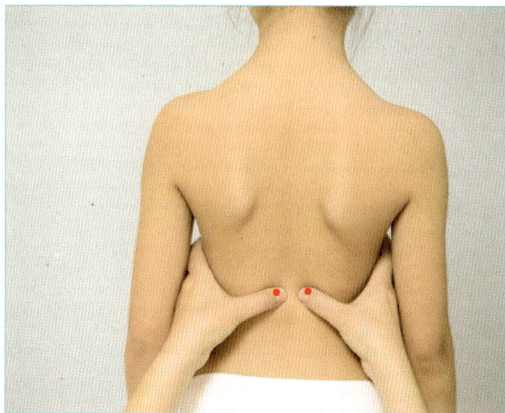

## 胃俞 胃痛、腹胀、疳积全跑光

**常用指数：★ ★ ★ ★ ★**

| **准确定位** | 第十二胸椎棘突下，旁开 1.5 寸。

| **按摩手法** | 用双手拇指指端揉 50~100 次，称揉胃俞。

| **作　　用** | 和胃助运，消食导滞。主治胸胁痛、胃脘痛、呕吐、腹胀、疳积等。

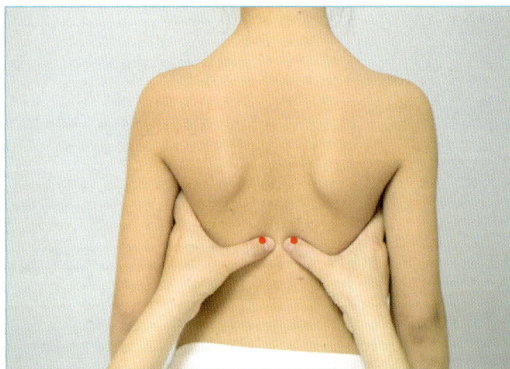

## 肾俞 补益身体，治遗尿

**常用指数：★ ★ ★ ★ ★**

| **准确定位** | 第二腰椎棘突下，旁开 1.5 寸。

| **按摩手法** | 术者用两手拇指螺纹面着力在肾俞穴揉 50~100 次，称揉肾俞。

| **作　　用** | 揉肾俞能滋阴壮阳、补益肾元。

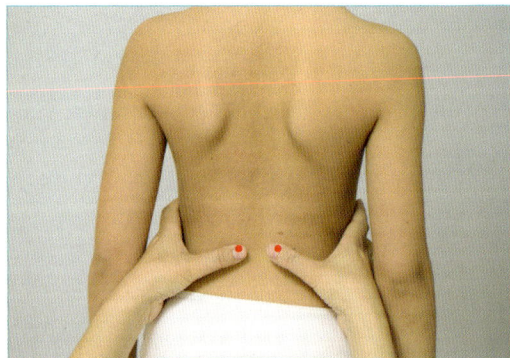

# 大肠俞 润肠通腑，治便秘

**常用指数：** ★ ★ ★ ★ ★

| **准确定位** | 第 4 腰椎棘突下，旁开 1.5 寸。

| **按摩手法** | 用双手拇指指端揉 50~100 次，称揉大肠俞。

| **作　用** | 调肠通腑，止泻通便。主治腹痛、腹胀、便秘、痢疾等。

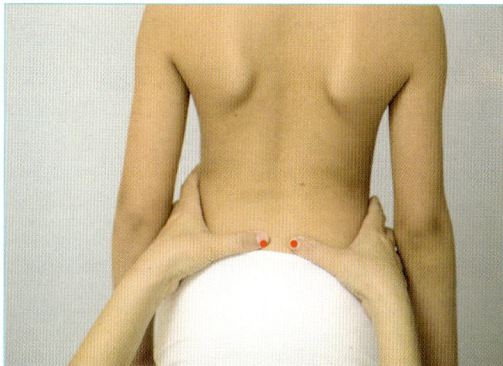

# 七节骨 上推下推要分清

**常用指数：** ★ ★ ★ ★

| **准确定位** | 第四腰椎至尾椎骨端（长强穴）成一直线。

| **按摩手法** | 术者用拇指桡侧面或食指、中指指面自下而上或自上而下直推 100~300 次，分别称为上推七节骨和下推七节骨。

| **作　用** | 上推七节骨能温阳止泻，下推七节骨能泻热通便。

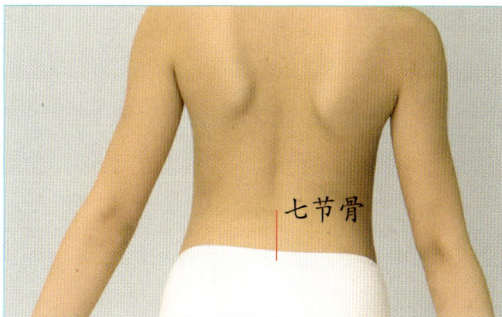

七节骨

# 下肢部特效穴：疏通经络促进生长

## 委中　镇惊息风止痉

常用指数：★ ★ ★

| 准确定位 | 腘窝中央，两大筋（股二头肌腱、半腱肌腱）之间。

| 按摩手法 | 术者用拇指、食指指端提拿勾拨腘窝中筋腱5次，称拿委中。

| 作　用 | 拿委中能疏通经络、息风止痉。

| 临床应用 | 常与揉膝眼、揉阳陵泉配合治疗惊风抽搐、下肢痿软无力。

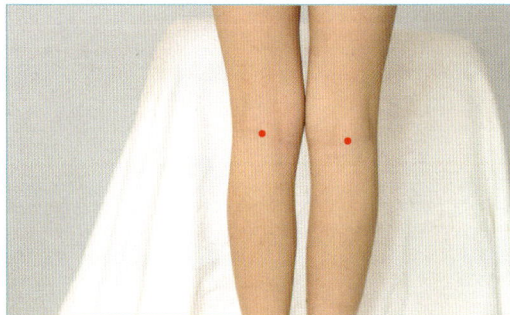

## 足三里　健脾和胃，吃饭香

常用指数：★ ★ ★ ★ ★

| 准确定位 | 外膝眼下3寸，胫骨旁开1寸。

| 按摩手法 | 术者用拇指指端按揉50~100次，称按揉足三里。

| 作　用 | 按揉足三里能健脾和胃，调中理气、通络导滞。

| 临床应用 | 足三里属足阳明胃经穴，按揉足三里多用于消化系统疾病；配合推天柱骨、分腹阴阳治疗呕吐；配合上推七节骨、补大肠治疗脾虚腹泻；与捏脊、摩腹等配合应用，作为小儿常用保健手法。

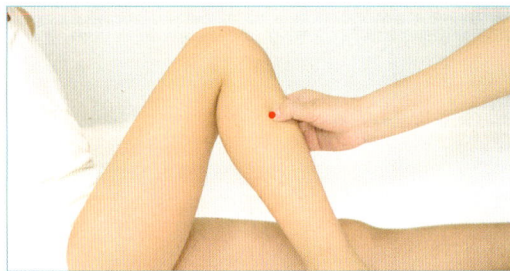

# 三阴交　活血通络，治遗尿

| 准确定位 | 内踝尖上 3 寸，胫骨后缘凹陷中。

| 按摩手法 | 术者用拇指或食指指端按揉，称按揉三阴交。按 3~5 次，揉 20~30 次。

| 作　用 | 按揉三阴交能通血脉，活经络，疏下焦，利湿热，通调水道。

| 临床应用 | 主要用于泌尿系统疾病，如：遗尿、癃闭、小便频数涩痛不利等，常与揉丹田、补脾经、揉肾俞、推箕门等合用；亦常用于下肢痹痛、瘫痪等；按揉三阴交尚有健脾胃、助运化的功效，用于小儿消化不良等症。

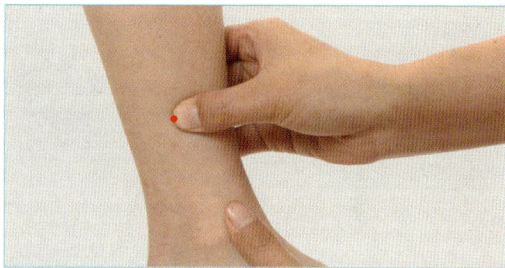

# 涌泉　清热除烦，助长高

| 准确定位 | 足掌心前 1 / 3 与后 2 / 3 交界处的凹陷中。

| 按摩手法 | 术者用拇指指腹着力，向足趾方向直推 100~300 次，称推涌泉；用拇指指腹在涌泉穴按揉 30~50 次，称揉涌泉。

| 作　用 | 推涌泉能滋阴退热，引火归元。

| 临床应用 | 退虚热，常与揉上马、运内劳宫等配合运用治疗五心烦热，烦躁不安，夜啼等病症；还可与推六腑、清天河水配合以退实热。揉涌泉，具有治疗呕吐和腹泻的功效，一般左揉止吐，右揉止泻。

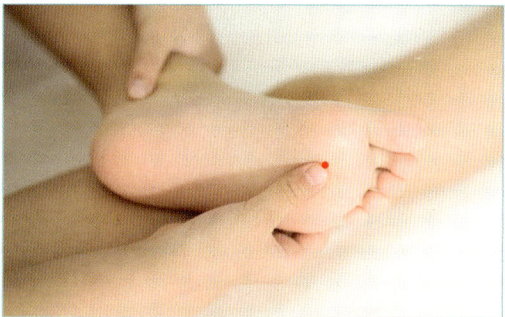

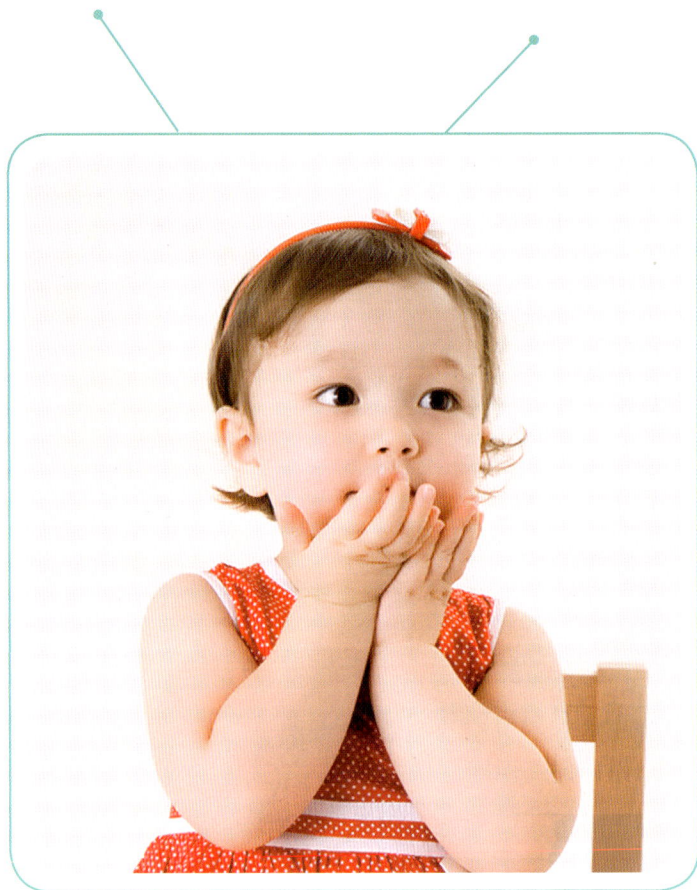

# PART 04

## 推拿治疗
## 31 种小儿常见病

# 感冒

感冒是困扰小儿的常见病之一，四季均有发生，尤以秋冬季节多见。中医认为，感冒多由风寒或风热从口鼻肌表侵犯肺系所致，常以发热、恶寒、鼻塞流涕、咳嗽为特征，在气候突变、寒温失常、坐卧当风、养护不当时易诱发感冒。治疗原则以解表散寒清热为主。

## 手部特效穴详解

### 平肝

**定位**：食指末节掌面。

**手法**：一手托住孩子手，使掌心朝上，用另一手拇指指腹从孩子食指指尖直推至指根。

**功效**：清热、排毒。

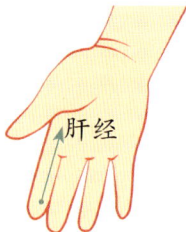

肝经

### 清肺

**定位**：无名指掌面。

**手法**：一手托住孩子手，使掌心朝上，用另一手拇指指腹从孩子无名指指尖直推至指根。

**功效**：宣肺清热，疏风解表，化痰止咳。

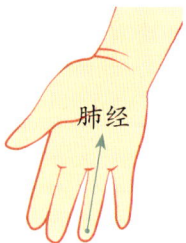

肺经

### 清天河水

**定位**：前臂内侧正中，总筋至洪池成一直线。

**手法**：一手握住孩子手，使掌心向上，用另一手食指和中指指腹自腕横纹推向肘横纹。

**功效**：清心除烦，镇惊安神，退热发表。

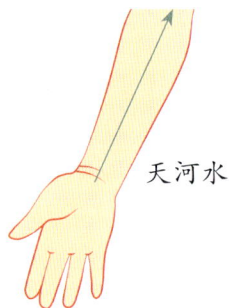

天河水

### 推六腑

**定位**：前臂尺侧，肘至阴池成一直线。

**手法**：一手握住孩子手腕，用另一手食指、中指指腹自肘横纹尺侧端推至腕掌侧横纹尺侧端。

**功效**：清热解毒，消肿止痛。

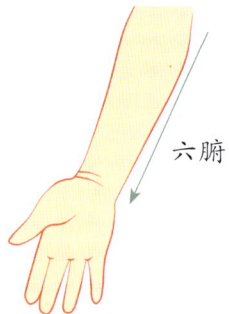

六腑

## 一般感冒

【临床表现】恶寒发热，头痛，四肢酸痛，鼻塞流涕，咳嗽喷嚏，有汗或无汗，食欲不振，呕吐等。

【治疗原则】解表，散寒，清热。

## 【推拿手法】

**发热轻（37.5℃~39℃）**：平肝、清肺 10 分钟，清天河水 15 分钟，掐五指节 2~3 遍。

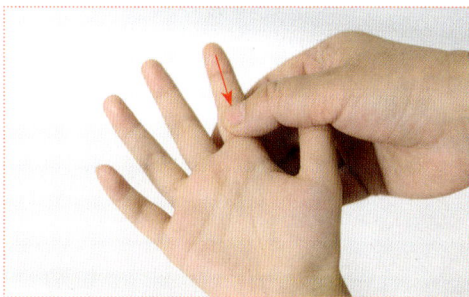

**平肝**：食指掌面，用拇指指腹从指尖推至指根。

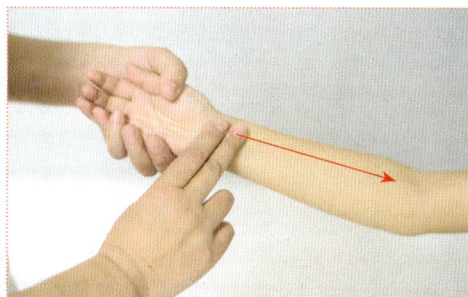

**清天河水**：前臂内侧正中，用食指和中指指腹自腕横纹推向肘横纹。

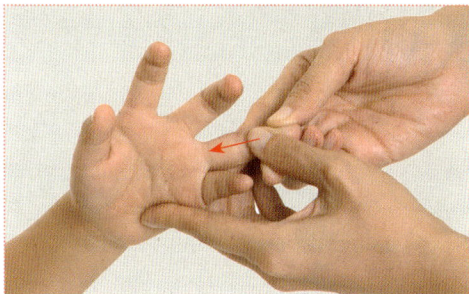

**清肺**：无名指掌面，用拇指从指尖推至指根。

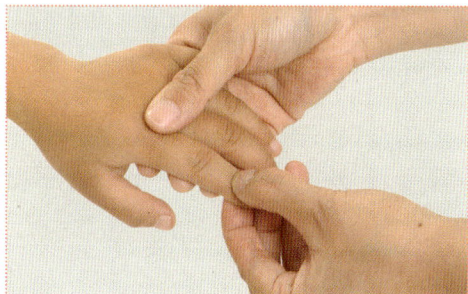

**掐五指节**：用拇指指甲掐揉五指各关节。

**发热重（39℃~40℃）：** 推六腑 15 分钟，掐五指节 2~3 遍，按揉大椎 1 分钟。

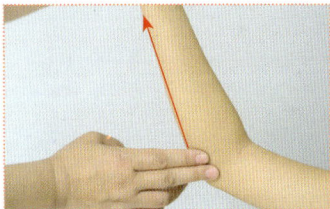

**推六腑：** 用食指、中指指腹自肘横纹尺侧端推至腕掌侧横纹尺侧端。

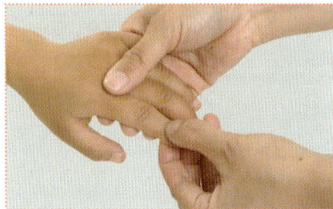

**掐五指节：** 用拇指指甲依次从拇指掐至小指。

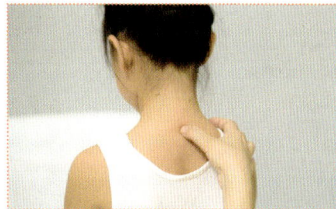

**按揉大椎：** 用拇指指腹稍用力按揉大椎 1 分钟。

【对症加减】鼻塞加揉膊阳池 10 分钟，呕吐加清胃 10 分钟，咳嗽重加运内八卦 10 分钟。

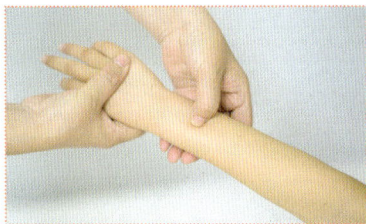

**揉膊阳池：** 膊阳池在手背一窝风上 3 寸凹陷处，用拇指和中指指端相对用力揉。

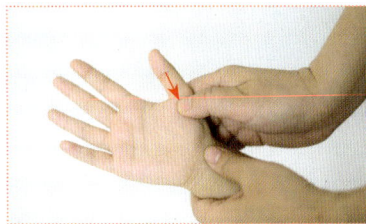

**清胃：** 拇指掌面近掌端第一节，用拇指指腹向指根方向直推。

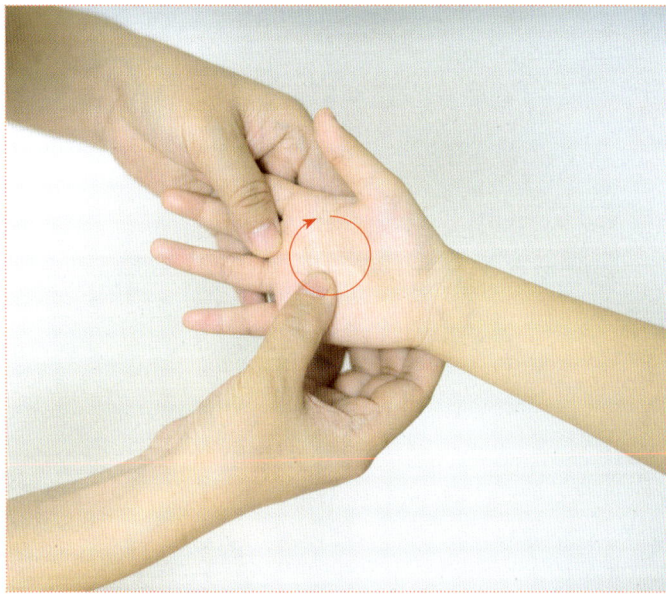

**运内八卦：** 用拇指指腹自乾宫起至兑宫止，旋转摩擦。

## 感冒夹痰 ●

【临床表现】兼见咳喘，舌苔微黄、腻或黏，脉浮滑数。

【治疗原则】解表，祛风热，兼宽胸理气化痰。

## 【推拿手法】

平肝、清肺 15 分钟，清天河水 10 分钟，运内八卦 15 分钟。

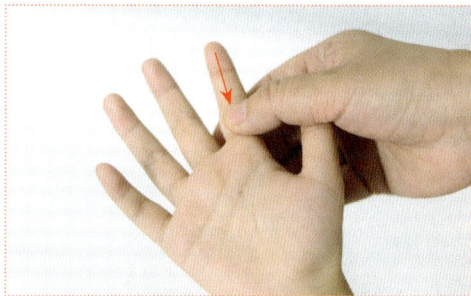

**平肝：** 食指掌面，用拇指指腹从指尖推至指根。

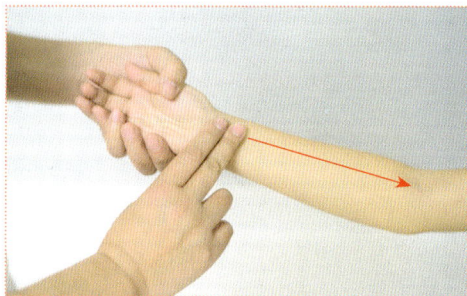

**清天河水：** 前臂内侧正中，用食指和中指指腹自腕横纹推向肘横纹。

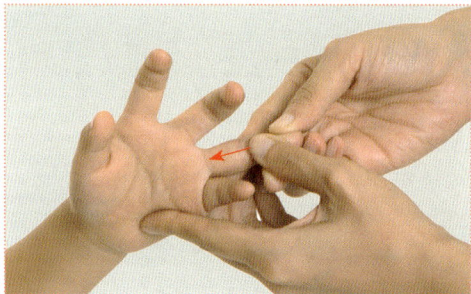

**清肺：** 无名指掌面，用拇指从指尖推至指根。

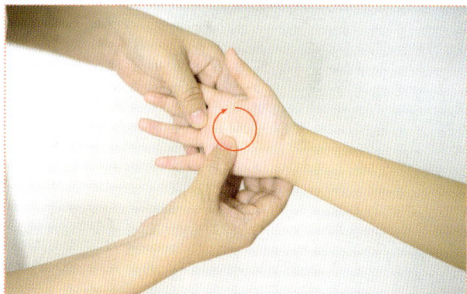

**运内八卦：** 用拇指指腹顺时针推拿内八卦，自乾宫起至兑宫止。

## 感冒夹惊

【临床表现】烦躁惊厥，高热，甚至角弓反张，苔黄偏干，脉弦数。

【治疗原则】解表，祛风热，息肝风，安神镇惊。

## 【推拿手法】

平肝 30 分钟，清肺 15 分钟，清天河水 30 分钟。

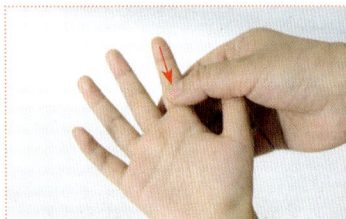

平肝：食指掌面，用拇指指腹从指尖推至指根。

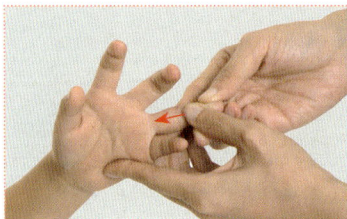

清肺：无名指掌面，用拇指从指尖推至指根。

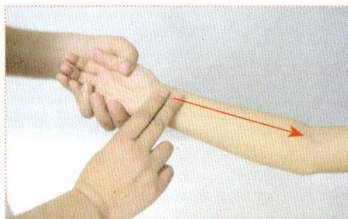

清天河水：前臂内侧正中，用食指和中指指腹自腕横纹推向肘横纹。

【对症加减】高热加推六腑 15 分钟；如有角弓反张、目上翻、惊厥等临床表现加掐揉小天心 1~2 分钟。

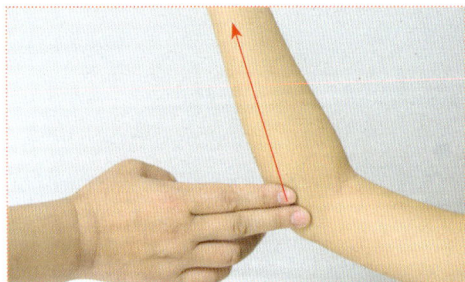

推六腑：用食指、中指指腹自肘横纹尺侧端推至腕掌侧横纹尺侧端。

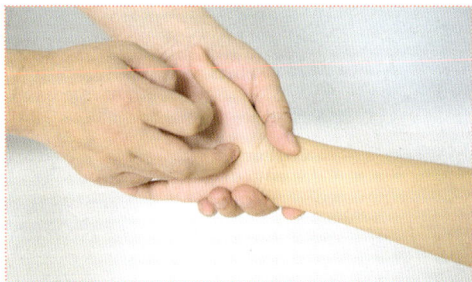

掐小天心：屈曲中指，以第一指间关节掐大、小鱼际交界处凹陷中。

## 感冒夹滞 •

【临床表现】乳食停滞，纳呆、吐泻、腹胀，或见高热，舌苔黄厚，脉滑实。

【治疗原则】解表，祛风热，理气化积。

## 【推拿手法】

平肝、清肺 15 分钟，推天河水 10 分钟，运内八卦 15 分钟，清脾 10 分钟。

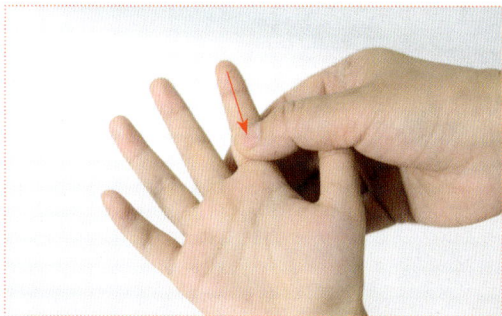

平肝：食指掌面，用拇指指腹从指尖推至指根。

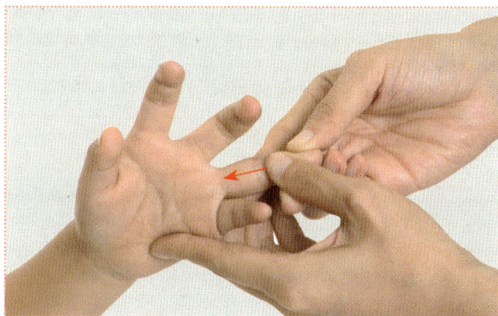

清肺：无名指掌面，用拇指从指尖推至指根。

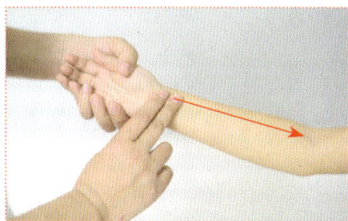

清天河水：前臂内侧正中，用食指和中指指腹自腕横纹推向肘横纹。

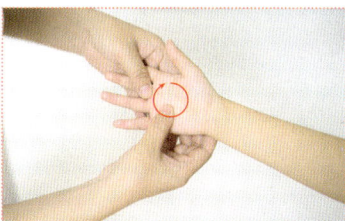

运内八卦：用拇指指腹顺时针推拿内八卦，自乾宫起至兑宫止。

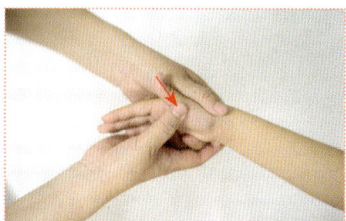

清脾：脾经在拇指桡侧外缘，从指尖推向指根。

【对症加减】呕吐加清胃 10 分钟，便秘加清大肠 10 分钟，高热加推六腑 15 分钟。

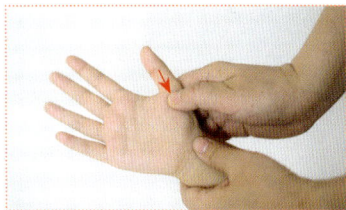

清胃：拇指掌面近掌端第一节，用拇指指腹向指根方向直推。

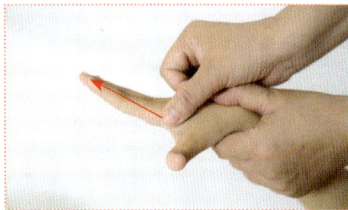

清大肠：食指桡侧缘，自食指尖至虎口成一直线，从指根推向指尖。

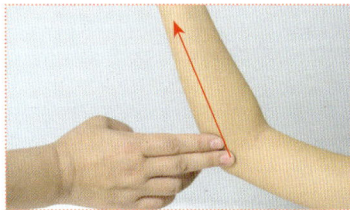

推六腑：用食指、中指指腹自肘横纹尺侧端推至腕掌侧横纹尺侧端。

## 感冒寒热往来

【临床表现】乍寒乍热，先寒后热，得汗则解。

【治疗原则】分疏阴阳，调和气血。

【推拿手法】

分阴阳 10 分钟，推四横纹 10 分钟，揉外劳宫 15 分钟。

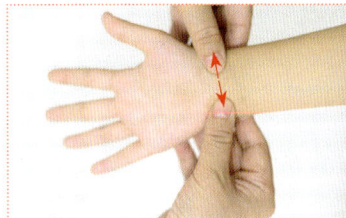

分阴阳：用两手拇指指面从掌后横纹中点，由总筋向两旁分推。

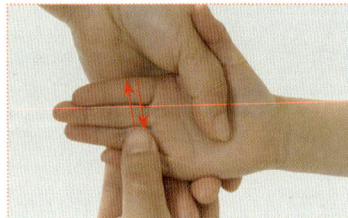

推四横纹：用拇指指端自食指指根推向小指指根，来回推。

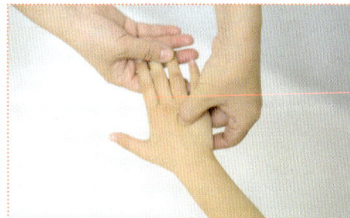

揉外劳宫：掌背正中第三、第四掌骨中间凹陷处，用中指或拇指指腹揉。

【对症加减】见少阳证，加平肝、清肺、清天河水各 15 分钟。

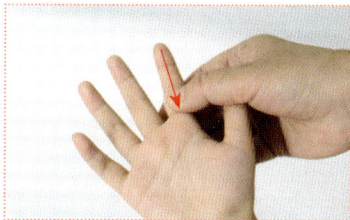

**平肝：**食指掌面，用拇指指腹从指尖推至指根。

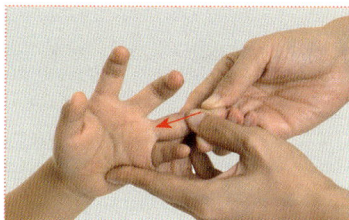

**清肺：**无名指掌面，用拇指从指尖推至指根。

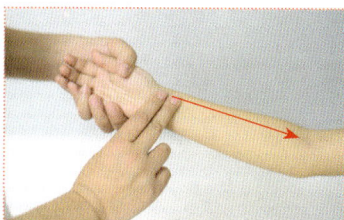

**清天河水：**前臂内侧正中，用食指和中指指腹自腕横纹推向肘横纹。

## 健 康 小 偏 方

**处方1** 生姜三片，葱头一个，芥菜一株。

**用法：**上药煎汤频服。

**功用：**祛风散寒解表。适用于风寒感冒。

**处方2** 生姜、蒲公英各50克

**用法：**将上药洗净后，放入锅中，加水适量煎汤后倒入盆中，待药温适宜时泡脚。每次 40 分钟，每日 1 次，连用 3 天。

**功用：**发汗解表，散寒退热。适用于风寒感冒。

# 支气管炎

小儿支气管炎发病时，会出现咳嗽、发热、胸痛、咳痰、呕吐、呼吸困难等症状，属于中医风温病的范畴。中医认为，本病主要是肺部受风寒所致。对于急性支气管炎，治疗原则以解表清肺、止咳化痰为主；慢性支气管炎的治疗原则以健脾益气、止咳平喘为主。

## 手部特效穴详解

### 运内八卦

**定位**：掌中，围绕掌心内劳宫一周，按乾、坎、艮、震、巽、离、坤、兑八卦分布。

**手法**：一手托住孩子手，使掌心向上，用另一手拇指指腹顺时针推拿内八卦，自乾宫起至兑宫止。

**功效**：宽胸利膈，理气化痰，行滞消食。

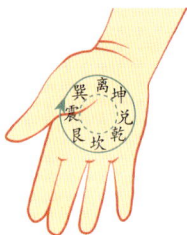

### 平肝

**定位**：食指末节掌面。

**手法**：一手托住孩子手，使掌心朝上，用另一手拇指指腹从孩子食指指尖直推至指根。

**功效**：清热、排毒。

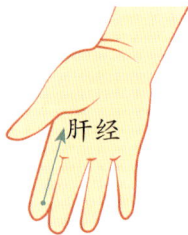

### 清肺

**定位**：无名指掌面。

**手法**：一手托住孩子手，使掌心朝上，用另一手拇指指腹从孩子无名指指尖直推至指根。

**功效**：宣肺清热，疏风解表，化痰止咳。

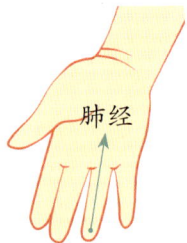

### 清天河水

**定位**：前臂内侧正中，总筋至洪池成一直线。

**手法**：一手握住孩子手，使掌心向上，用另一手食指和中指指腹自腕横纹推向肘横纹。

**功效**：清心除烦，镇惊安神，退热发表。

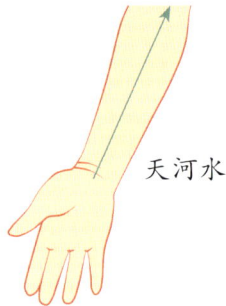

## 急性支气管炎

【临床表现】初起有感冒的临床表现，继则咳喘加重，可有发热、胸闷、气促、食欲不振，初为干咳，以后痰渐多。

【治疗原则】解表清肺，止咳化痰。

## 【推拿手法】

运内八卦 10 分钟，平肝 10 分钟，清肺 10 分钟，清胃 10 分钟，清天河水 10 分钟。

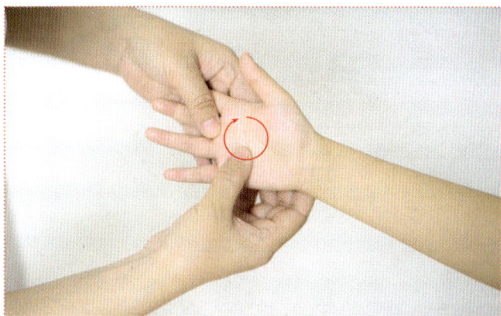

**运内八卦：**用拇指指腹顺时针推拿内八卦，自乾宫起至兑宫止。

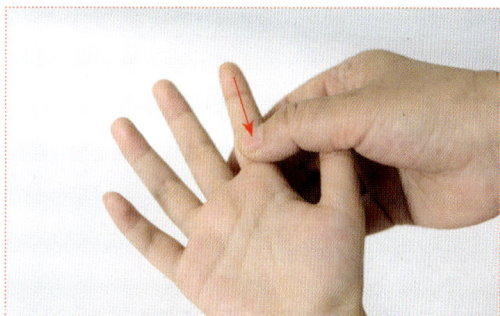

**平肝：**食指掌面，用拇指指腹从指尖推至指根。

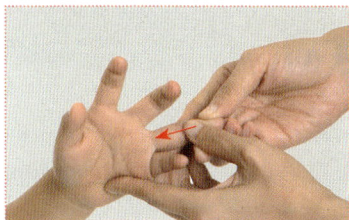

**清肺：**无名指掌面，用拇指从指尖推至指根。

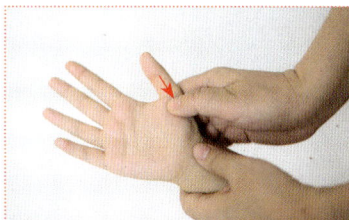

**清胃：**拇指掌面近掌端第一节，用拇指指腹向指根方向直推。

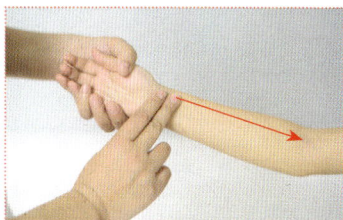

**清天河水：**前臂内侧正中，用食指和中指指腹自腕横纹推向肘横纹。

【对症加减】①若发热 38.5℃以上，加推六腑 10 分钟。②若喘加重运内八卦可改为逆运八卦 10 分钟；喘重痰多，肺部有湿性啰音，去清胃经，加揉掌小横纹 10 分钟；唯独喘重，少痰或无痰，肺部有干性啰音，揉掌小横纹改用推四横纹 10 分钟。

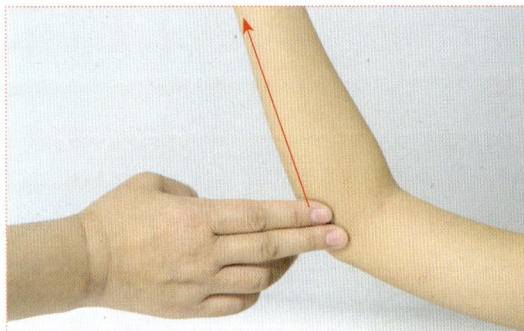

**推六腑：**用食指、中指指腹自肘横纹尺侧端推至腕掌侧横纹尺侧端。

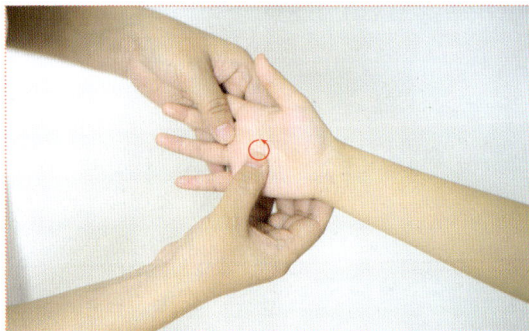

**逆运八卦：**用拇指指腹逆时针推拿内八卦，自兑宫起至乾宫止。

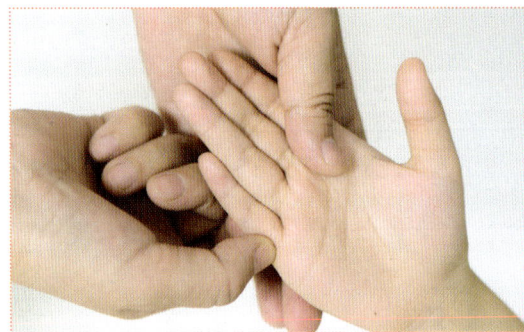

**揉掌小横纹：**掌小横纹在掌面小指根下，尺侧掌纹头，用拇指指端揉。

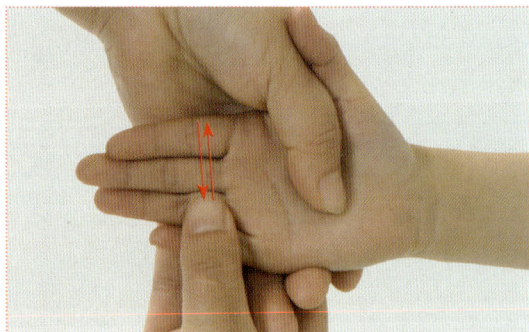

**推四横纹：**用拇指指腹自食指指根推向小指指根，来回推。

## 慢性支气管炎

【临床表现】急性支气管如反复发作可成慢性支气管炎。轻者仅早晚有咳嗽，重者可有发热、咳嗽、吐痰明显、活动后喘、呼吸可带哮鸣声、日渐消瘦等表现。

【治疗原则】健脾益气，止咳平喘。

## 【推拿手法】

在急性支气管炎的基础上，改为补法：揉二人上马 10 分钟，补脾 10 分钟，平肝 5 分钟，清肺 10 分钟。

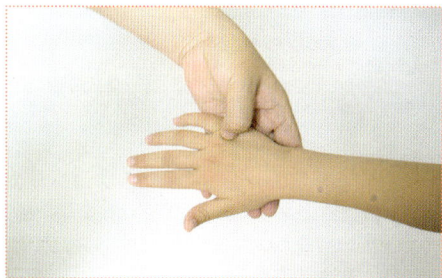

**揉二人上马：** 手背无名指及小指掌指关节后陷中，用拇指揉。

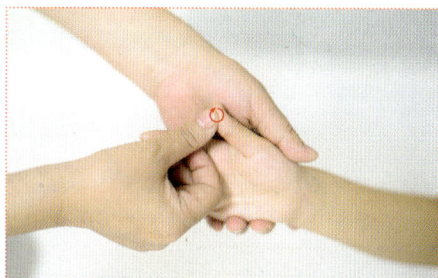

**补脾：** 用拇指指腹旋推孩子拇指上节螺纹面。

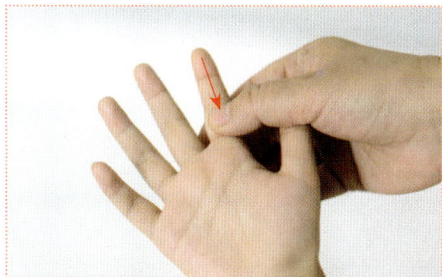

**平肝：** 食指掌面，用拇指指腹从指尖推至指根。

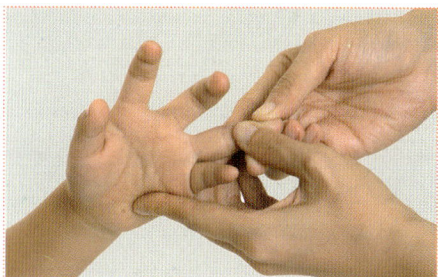

**清肺：** 无名指掌面，用拇指从指尖推至指根。

## 慢性支气管炎急性发作

【临床表现】出现发热、喘重、痰多症状。

【治疗原则】清补兼施。

## 【推拿手法】

逆运八卦 10 分钟，揉二人上马 10 分钟，推四横纹 10 分钟，清胃 5 分钟，推六腑 15 分钟。

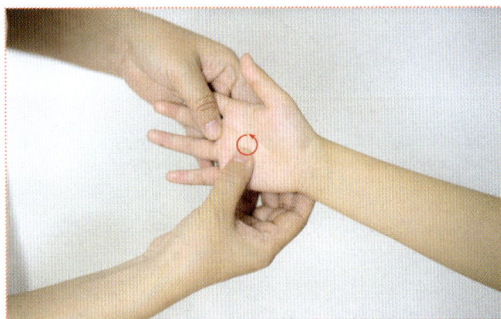

**逆运八卦：** 用拇指指腹逆时针推拿内八卦，自兑宫起至乾宫止。

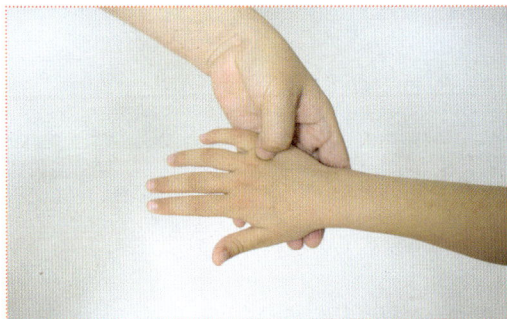

**揉二人上马：** 手背无名指及小指掌指关节后陷中，用拇指揉。

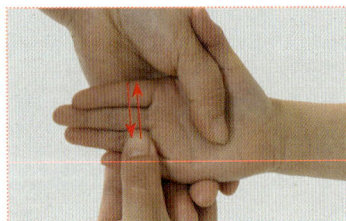

**推四横纹：** 用拇指指端自食指指根推向小指指根，来回推。

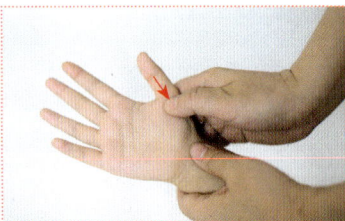

**清胃：** 拇指掌面近掌端第一节，用拇指指腹向指根方向直推。

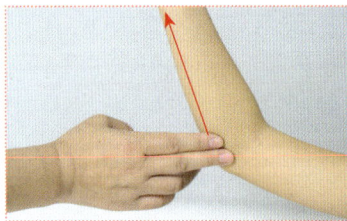

**推六腑：** 用食指、中指指腹自肘横纹尺侧端推至腕掌侧横纹尺侧端。

肺炎是小儿常见病，也是严重危及小儿健康甚至生命的疾病。肺炎四季皆可见，尤以冬春季常见。中医认为，引起小儿肺炎的原因主要是感受风邪、邪气闭肺，邪热炽盛、热邪闭肺。症状表现为不同程度的发热、咳嗽、呼吸急促、呼吸困难和肺部啰音等。治疗原则以清肺化痰为主。但也有些幼儿患上肺炎，症状常不明显，可能仅有轻微咳嗽或完全没有咳嗽，应注意及时治疗。

# 肺炎

## 手部特效穴详解

### 平肝

**定位**：食指末节掌面。

**手法**：一手托住小儿手，使掌心朝上，用另一手拇指指腹从小儿食指指尖直推至指根。

**功效**：清热、排毒。

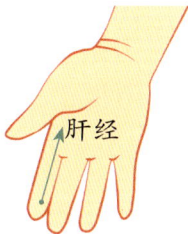

### 逆运八卦

**定位**：掌中，围绕掌心内劳宫一周，按乾、坎、艮、震、巽、离、坤、兑八卦分布。

**手法**：术者一手持小儿四指，拇指按在小儿离卦（中指下方位置），掌心向上，以拇指螺纹面用运法，自兑卦起至乾卦止，周而复始。

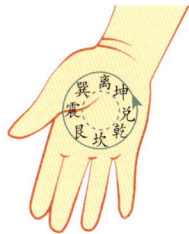

### 清肺

**定位**：无名指掌面。

**手法**：一手托住小儿手，使掌心朝上，用另一手拇指指腹从小儿无名指指尖直推至指根。

**功效**：宣肺清热，疏风解表，化痰止咳。

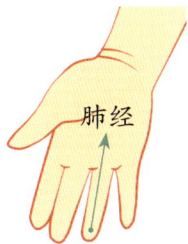

### 掌小横纹

**定位**：掌面小指根下，尺侧掌纹头。

**手法**：术者一手持小儿手，用另一手拇指或中指端按揉本穴。

**功效**：清热散结，宽胸宣肺，化痰止咳。

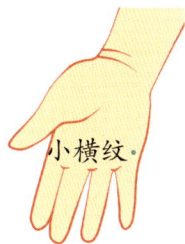

## 肺炎

【临床表现】初起有发热，咳嗽，流涕，食欲不振，有时有呕吐，继则出现呼吸困难。

【治疗原则】清肺化痰。

## 【推拿手法】

逆运八卦 10 分钟，平肝 10 分钟，清肺 10 分钟，揉掌小横纹 10 分钟，推六腑 10 分钟。

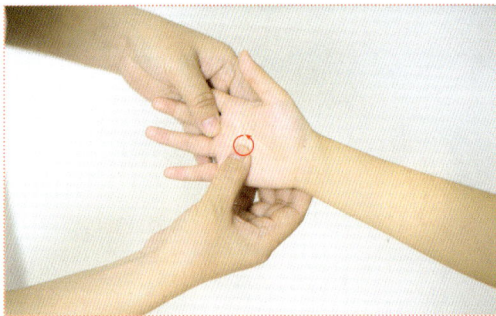

逆运内八卦：用拇指指腹逆时针推拿内八卦，自兑宫起至乾宫止。

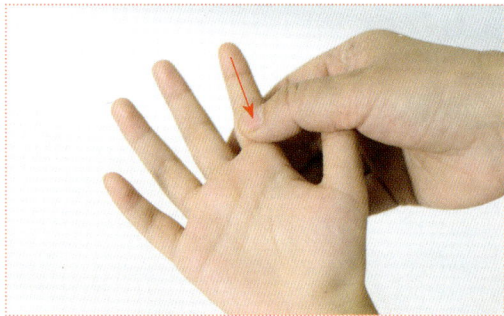

平肝：食指掌面，用拇指指腹从指尖推至指根。

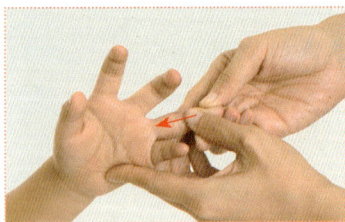

清肺：无名指掌面，用拇指从指尖推至指根。

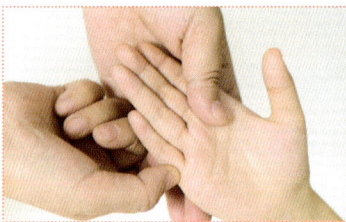

揉掌小横纹：掌小横纹在掌面小指根下，尺侧掌纹头，用拇指指端揉。

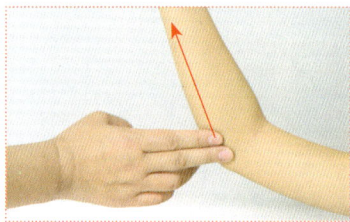

推六腑：用食指、中指指腹自肘横纹尺侧端推至腕掌侧横纹尺侧端。

【对症加减】若高热引起惊厥，加捣小天心 1~2 分钟；若头痛鼻塞加揉膊阳池 10 分钟。

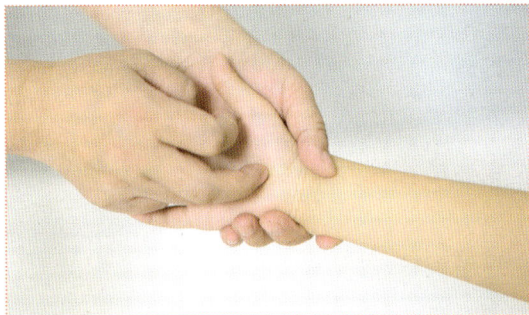

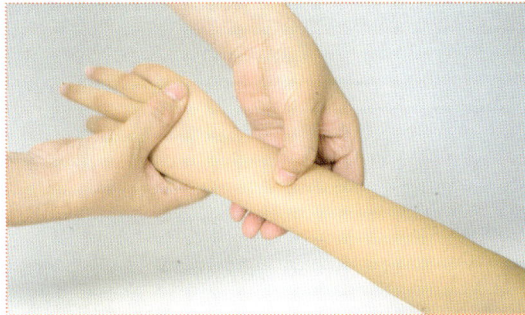

**捣小天心：** 屈曲中指，以第一指间关节捣大、小鱼际交界处凹陷中。

**揉膊阳池：** 膊阳池在手背一窝风上 3 寸凹陷处，用拇指和中指指端相对用力揉。

【对症加减】治疗后体温下降，咳喘减轻，少痰或无痰，肺有干啰音者，改用运内八卦 10 分钟，平肝清肺 10 分钟，推四横纹 10 分钟，清天河水 10 分钟。

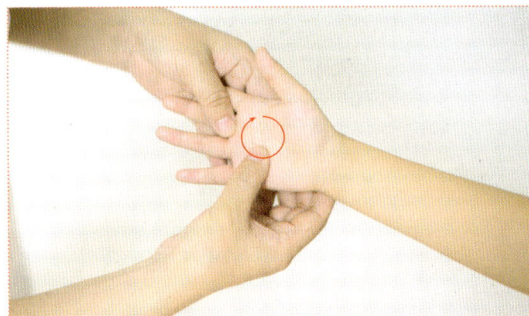

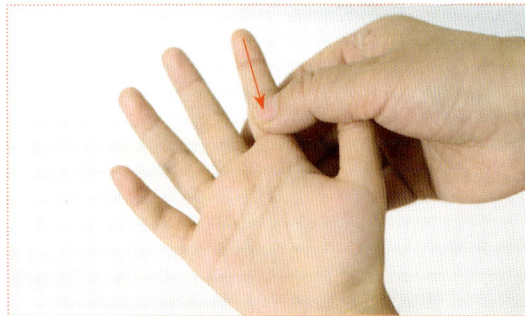

**运内八卦：** 用拇指指腹顺时针推拿内八卦，自乾宫起至兑宫止。

**平肝：** 食指掌面，用拇指指腹从指尖推至指根。

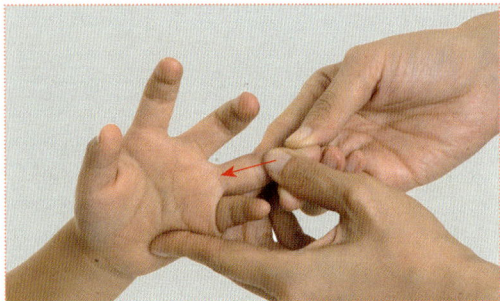

**清肺：**无名指掌面，用拇指从指尖推至指根。

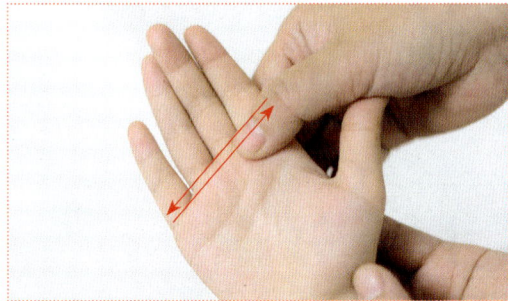

**推四横纹：**用拇指指腹自食指指根推向小指指根，来回推。

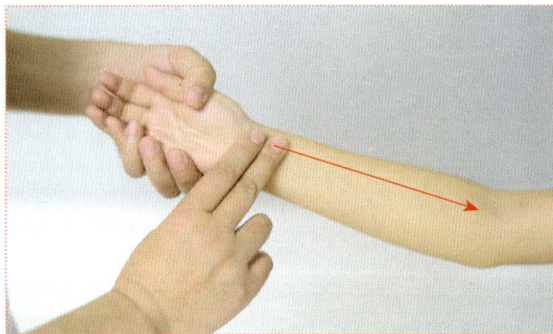

**清天河水：**前臂内侧正中，用食指和中指指腹自腕横纹推向肘横纹。

## 健康小偏方

百合 10 克，白果 6 克，鱼腥草 10 克，蒲公英 6 克，杏仁 6 克，旋花根 10 克。

**用法：**上药水煎服。100~150 毫升，每日分 3 次服用。

**功效：**清肺化痰止咳。

积滞是指小儿伤于乳食，积滞停留体内不消化而形成的一种脾胃病症，也是消化不良的一种表现。一年四季均可发病，夏秋季节发病率略高，任何年龄段儿童都可患此病，但以婴幼儿为多见。积滞主要表现为不思乳食，食而不化，呕吐，大便不调，腹部胀满，形体瘦弱等。治疗原则以调节脾胃、补充气血为主，兼顾清热除烦。

# 积滞

## 手部特效穴详解

### 清大肠

**定位**：食指桡侧缘，自食指尖到虎口成一直线。

**手法**：一手托住小儿手，露出食指桡侧缘，用另一手拇指指腹由虎口直推至指尖。

**功效**：清利大肠、除湿热。

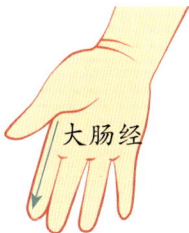

大肠经

### 下推七节骨

**定位**：第四腰椎至尾椎骨端（长强穴）成一直线。

**手法**：用拇指桡侧面或食指、中指指面自上而下直推本穴。

**功效**：泻热通便。

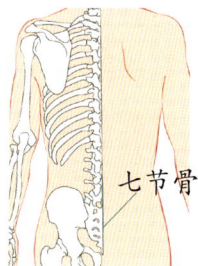

七节骨

### 揉板门

**定位**：手掌大鱼际平面。

**手法**：一手持小儿手，用另一手拇指端按揉本穴。

**功效**：健脾和胃，消食化滞。

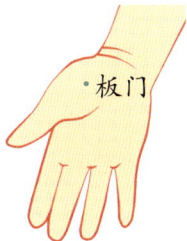

·板门

### 推三关

**定位**：前臂桡侧，阳池至曲池成一直线。

**手法**：术者一手握小儿手腕，用另一手拇指桡侧面或食指、中指指面从小儿手腕推向肘部。

**功效**：补气行气，温阳散寒，发汗解表。

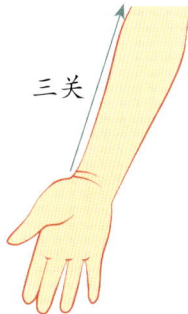

三关

## 咳嗽痰喘型

【临床表现】不思乳食，食而不化，咳嗽痰喘。

【治疗原则】清热止咳，宽胸理气。

## 【推拿手法】

清肺 10 分钟，揉膻中 10 分钟。

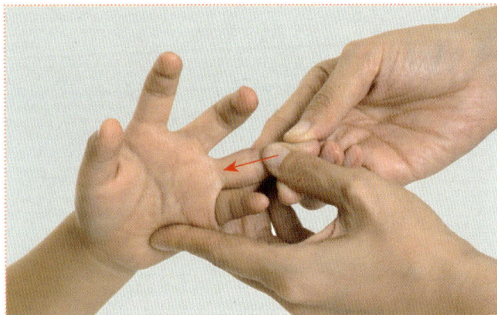

清肺：无名指掌面，用拇指从指尖推至指根。

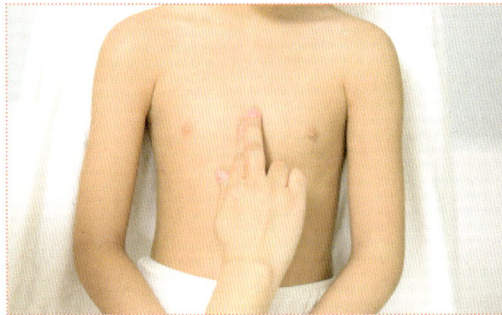

揉膻中：膻中位于两乳头连线中点，用食指和中指指腹揉。

## 便秘型

【临床表现】脘腹胀满，烦闹啼哭，小便黄或如米泔，大便气味臭秽。

【治疗原则】健脾和胃，泻热通便。

## 【推拿手法】

清大肠经 10 分钟，揉板门 10 分钟，推三关 10 分钟，下推七节骨 10 分钟。

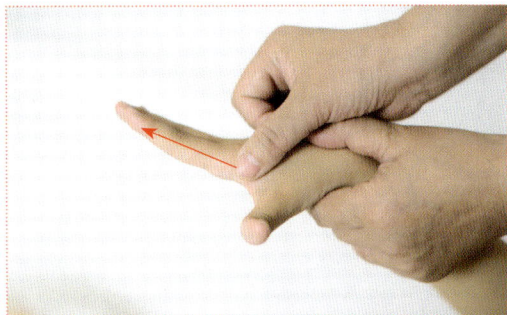

**清大肠：**食指桡侧缘，自食指尖至虎口成一直线，从指根推向指尖。

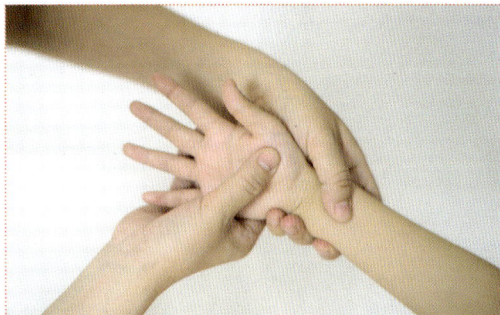

**揉板门：**手掌大鱼际平面，用拇指指腹揉。

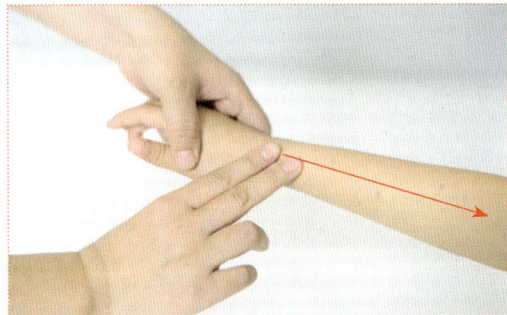

**推三关：**前臂桡侧，阳池至曲池成一直线，从手腕推至肘部。

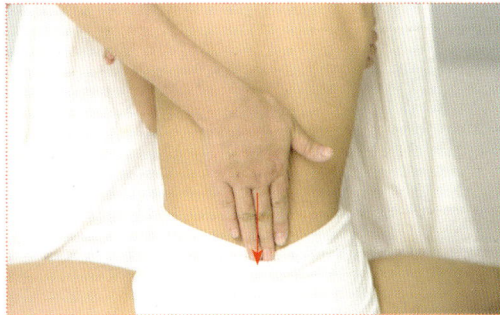

**下推七节骨：**七节骨位于后正中线上，自第四腰椎至尾椎骨端（长强）成一直线。用拇指桡侧缘自上而下直推。

## ● 五心烦热型 ●

【**临床表现**】烦躁不安，眼睛发红、流泪，手脚潮热，睡着后出汗（盗汗）。

【**治疗原则**】和中清热，消积导滞。

## 【推拿手法】

平肝 10 分钟，补肾 10 分钟，揉内劳宫 10 分钟，揉外劳宫 10 分钟。

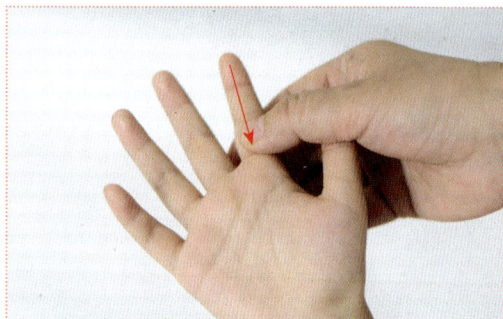

**平肝：** 食指掌面，用拇指指腹从指尖推至指根。

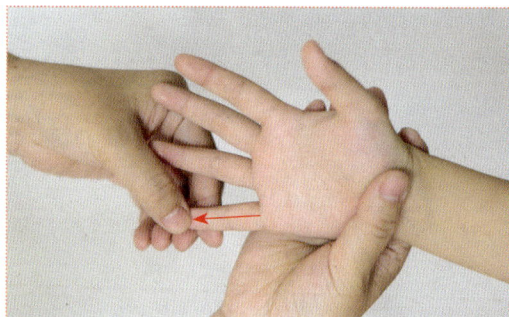

**补肾：** 小指末节螺纹面，术者一手持小儿小指，用另一手拇指由指根向指尖方向直推。

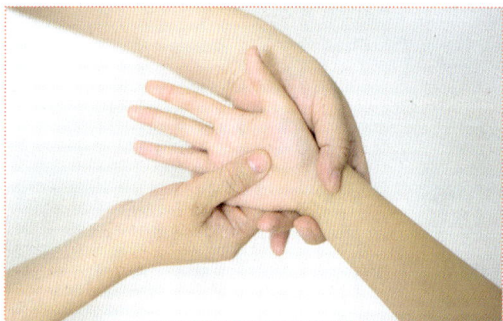

**揉内劳宫：** 一手持小儿手，用另一手拇指或中指端揉小儿掌心，揉 100~300 次。

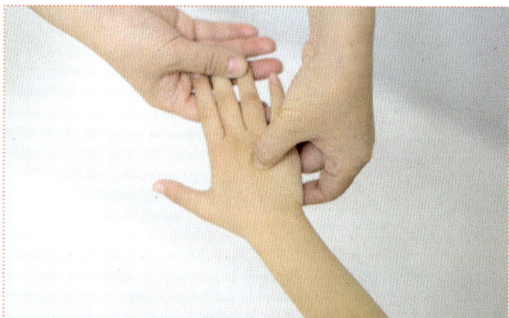

**揉外劳宫：** 掌背正中第三、第四掌骨中间凹陷处，用中指或拇指指腹揉。

中医称鼻炎为鼻渊，又称脑漏。因其鼻窍不断流涕，犹如泉水，或如黄水，常湿无干，故名鼻渊。其多因外感风热或风寒，肺气虚寒，胆经郁热，郁久化火，上犯于鼻而致。治疗原则以清泻肝胆、宣肺通窍为主。

# 鼻炎

## 手部特效穴详解

### 清肺

**定位**：无名指掌面。

**手法**：一手托住小儿手，使掌心朝上，用另一手拇指指腹从小儿无名指指尖直推至指根。

**功效**：宣肺清热、疏风解表，化痰止咳。

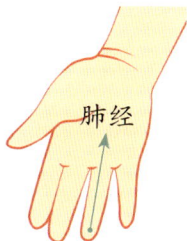

肺经

### 清天河水

**定位**：前臂内侧正中，总筋至洪池成一直线。

**手法**：一手握住小儿手，使掌心向上，用另一手食指和中指指腹自腕横纹推向肘横纹。

**功效**：清心除烦，镇惊安神，退热发表。

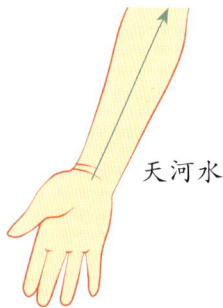

天河水

### 推六腑

**定位**：前臂尺侧，肘至阴池成一直线。

**手法**：一手握住小儿手腕，用另一手食指、中指指腹自肘横纹尺侧端推至腕掌侧横纹尺侧端。

**功效**：清热解毒，消肿止痛。

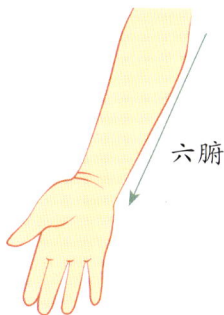

六腑

### 揉外劳宫

**定位**：掌背正中第三、第四掌骨中间凹陷处，与内劳宫相对。

**手法**：术者一手握小儿手，用另一手拇指或中指按揉本穴。

**功效**：温阳散寒，升阳举陷，发汗解表。

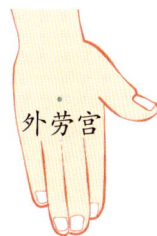

外劳宫

## 鼻炎

【临床表现】鼻塞，流涕。涕量多，色白，清稀无味，多属寒。涕量多，色黄，质稠有味不重，多属热。鼻塞严重，流涕色黄绿，质稠味重，或带血迹，多属胆热移脑。

【治疗原则】疏风通窍，清泻肝胆。

## 【推拿手法】

寒证：平肝 10 分钟，清肺 10 分钟，揉一窝风 10 分钟，揉外劳宫 5 分钟。

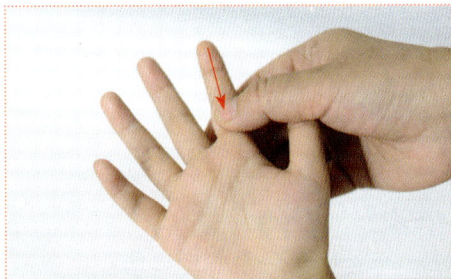

平肝：食指掌面，用拇指指腹从指尖推至指根。

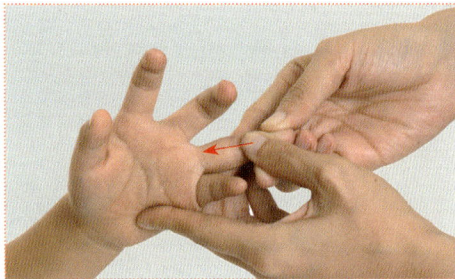

清肺：无名指掌面，用拇指从指尖推至指根。

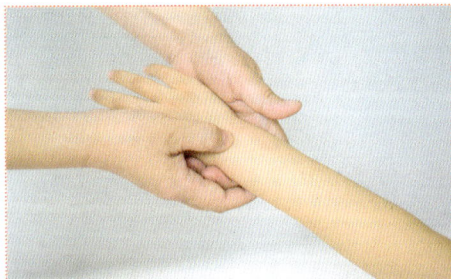

揉一窝风：手背腕横纹正中凹陷处，用拇指揉。

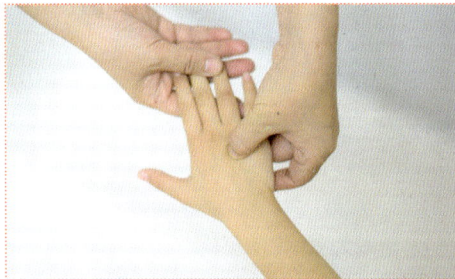

揉外劳宫：掌背正中第三、第四掌骨中间凹陷处，用中指或拇指指腹揉。

**热证：** 平肝、清肺 10 分钟，清天河水 10 分钟，揉膊阳池 10 分钟。

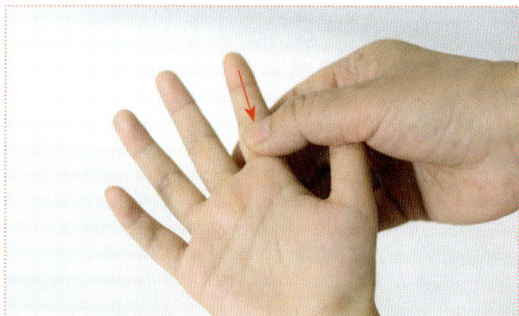

**平肝：** 食指掌面，用拇指指腹从指尖推至指根。

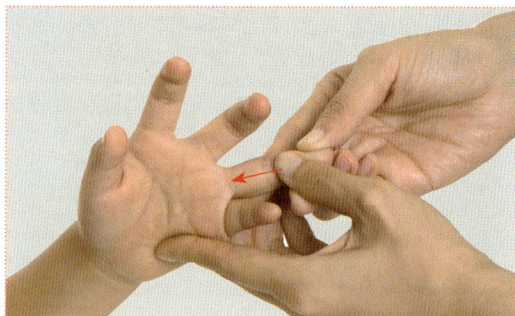

**清肺：** 无名指掌面，用拇指从指尖推至指根。

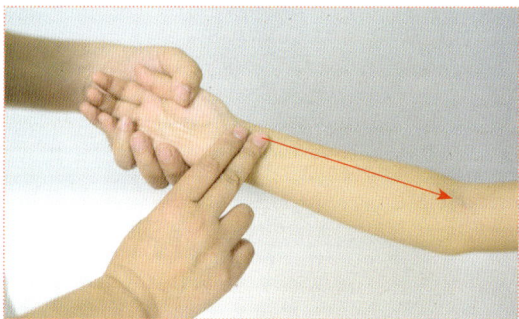

**清天河水：** 前臂内侧正中，用食指和中指指腹自腕横纹推向肘横纹。

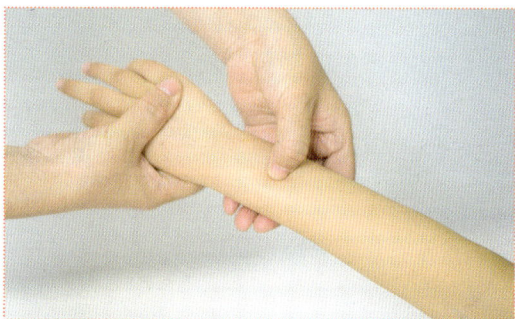

**揉膊阳池：** 膊阳池在手背一窝风上 3 寸凹陷处，用拇指和中指指端相对用力揉。

【**对症加减**】流涕色黄绿，质稠味重者，改用平肝、清肺 20 分钟，推六腑 15 分钟，揉阳池 10 分钟。

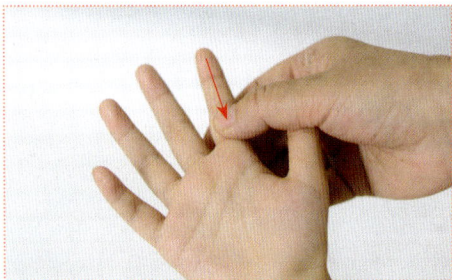

**平肝：** 食指掌面，用拇指指腹从指尖推至指根。

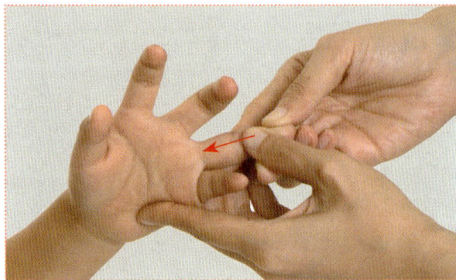

**清肺：** 无名指掌面，用拇指从指尖推至指根。

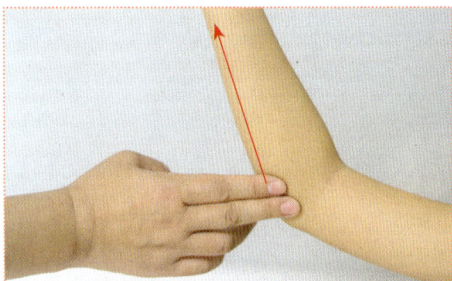

**推六腑：** 用食指、中指指腹自肘横纹尺侧端推至腕掌侧横纹尺侧端。

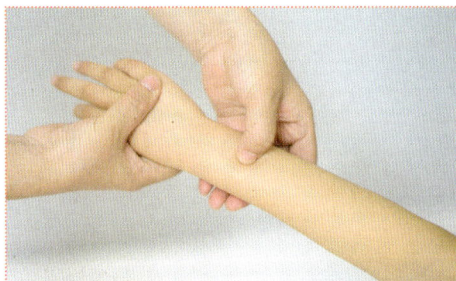

**揉膊阳池：** 膊阳池在手背一窝风上3寸凹陷处，用拇指和中指指端相对用力揉。

## • 鼻炎的预防调护 •

1. 室内经常通风，避免过敏原，如螨虫、刺激性的气体、粉尘、汽车尾气等。

2. 平时要加强锻炼身体，增强抵抗力，注意寒暖适度，预防感冒。

3. 多喝白开水和纯果汁，减少呼吸道分泌物的堵塞，若分泌量过多，可以用热水、蒸汽雾化熏鼻。家长要学会为小儿擤鼻涕的正确方法：先堵住一侧鼻孔，擤另一个鼻孔，再堵住另一侧鼻孔，擤这一侧鼻孔的鼻涕，把鼻涕擤干净。

扁桃体炎多由于风热邪毒从口鼻而入，侵犯肺胃二经，咽喉为肺胃之门户，首当其冲，邪毒相搏，郁结于咽喉两旁所致。此病多为急性，多属实证。

## 手部特效穴详解

### 平肝

**定位**：食指末节掌面。

**手法**：一手托住小儿手，使掌心朝上，用另一手拇指指腹从小儿食指指尖直推至指根。

**功效**：清热、排毒。

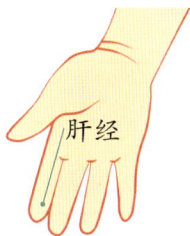
肝经

### 清天河水

**定位**：前臂内侧正中，总筋至洪池成一直线。

**手法**：一手握住小儿手，使掌心向上，用另一手食指和中指指腹自腕横纹推向肘横纹。

**功效**：清心除烦，镇惊安神，退热发表。

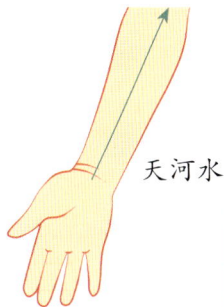
天河水

### 清肺

**定位**：无名指掌面。

**手法**：一手托住小儿手，使掌心朝上，用另一手拇指指腹从小儿无名指指尖直推至指根。

**功效**：宣肺清热，疏风解表，化痰止咳。

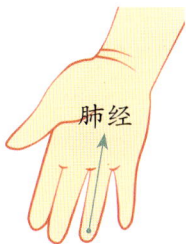
肺经

### 清胃

**定位**：拇指掌面近掌端第一节。

**手法**：一手托住小儿手，使掌心朝上，用另一手拇指指腹向指根方向直推。

**功效**：清胃热，降胃气。

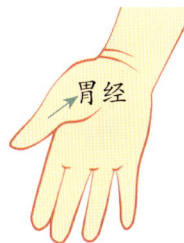
胃经

【临床表现】发热或高或低，咽痛，吞咽不利，有时伴烦躁、口干、便秘。

【治疗原则】清热解毒，利咽通腑。

## 【推拿手法】

平肝、清肺 10 分钟，清天河水 20 分钟，清胃 10 分钟。

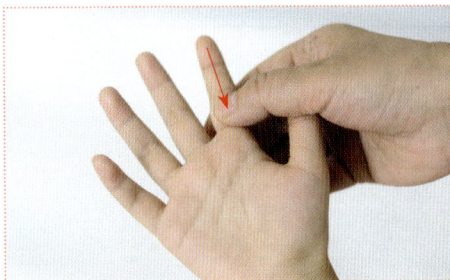

平肝：食指掌面，用拇指指腹从指尖推至指根。

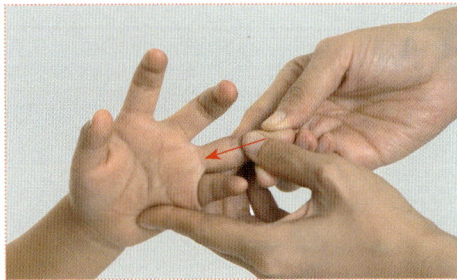

清肺：无名指掌面，用拇指从指尖推至指根。

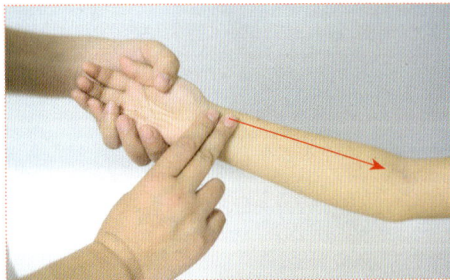

清天河水：前臂内侧正中，用食指和中指指腹自腕横纹推向肘横纹。

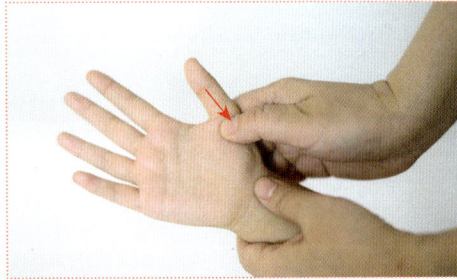

清胃：拇指掌面近掌端第一节，用拇指指腹向指根方向直推。

普通口内炎症（单纯性口腔炎）多数是由于上火，体内有热所致，也有因消化不良，或食物太热烫伤了口腔黏膜，而致口腔发炎。

# 单纯性口腔炎

## 清胃

**定位**：拇指掌面近掌端第一节。

**手法**：一手托住小儿手，使掌心朝上，用另一手拇指指腹向指根方向直推。

**功效**：清胃热，降胃气。

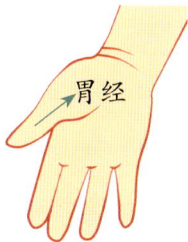

胃经

## 推六腑

**定位**：前臂尺侧，肘至阴池成一直线。

**手法**：一手握住小儿手腕，用另一手食指、中指指腹自肘横纹尺侧端推至腕掌侧横纹尺侧端。

**功效**：清热解毒，消肿止痛。

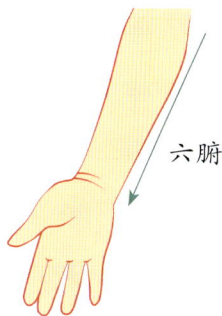

六腑

## 清天河水

**定位**：前臂内侧正中，总筋至洪池成一直线。

**手法**：一手握住小儿手，使掌心向上，用另一手食指和中指指腹自腕横纹推向肘横纹。

**功效**：清心除烦，镇惊安神，退热发表。

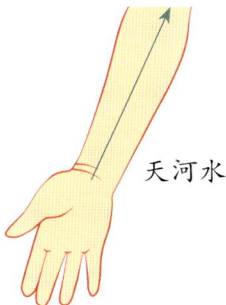

天河水

## • 口腔炎 •

**【临床表现】**牙龈红肿，面颊内黏膜红肿，或舌上有少量溃疡白点，唾液量增多，嚼食时疼痛，食欲减退，吃乳时哭闹，睡眠不安。有的小儿有发热症状。

**【治疗原则】**清泻里热。

## 【推拿手法】

发热者，清胃 10 分钟，清天河水 20 分钟，推六腑 10 分钟；不发热者，去掉推六腑。

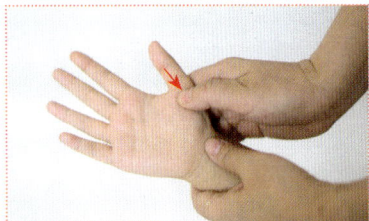

清胃：拇指掌面近掌端第一节，用拇指指腹向指根方向直推。

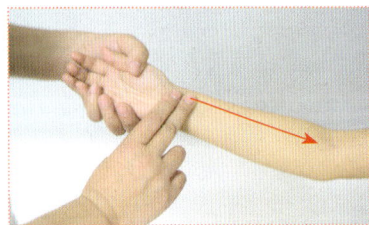

清天河水：前臂内侧正中，用食指和中指指腹自腕横纹推向肘横纹。

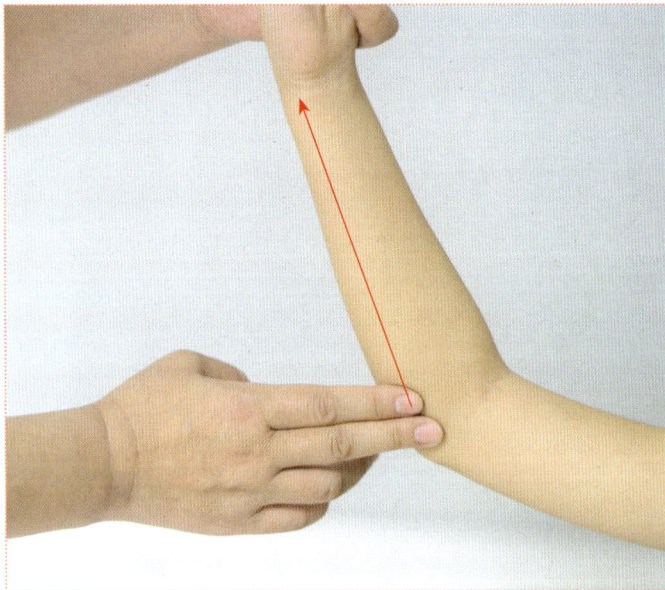

推六腑：用食指、中指指腹自肘横纹尺侧端推至腕掌侧横纹尺侧端。

口腔溃疡，是指牙龈、舌、两颊和上腭等处出现淡黄色或灰白色的溃疡。口疮是一种常见的口腔疾病，经常反复发作，溃疡局部灼热、疼痛，严重的会影响孩子进食。中医认为，口疮是感受外邪，风热乘脾或心脾积热或素体虚弱，虚火上炎所致。治疗原则以清心泻火为主。

# 口腔溃疡

## 手部特效穴详解

### 清胃

**定位**：拇指掌面近掌端第一节。

**手法**：一手托住小儿手，使掌心朝上，用另一手拇指指腹向指根方向直推。

**功效**：清胃热，降胃气。

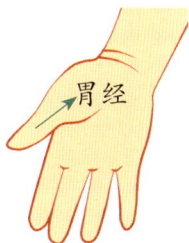
胃经

### 推四横纹

**定位**：掌面食指、中指、无名指、小指第一指间关节横纹处。

**手法**：术者一手持小儿手，使掌心向上，用拇指桡侧从食指横纹推向小指横纹处。

**功效**：调中行气，和气血，消胀满。

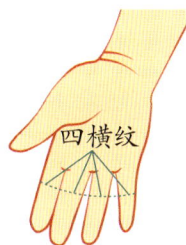
四横纹

### 清天河水

**定位**：前臂内侧正中，总筋至洪池成一直线。

**手法**：一手握住小儿手，使掌心向上，用另一手食指和中指指腹自腕横纹推向肘横纹。

**功效**：清心除烦，镇惊安神，退热发表。

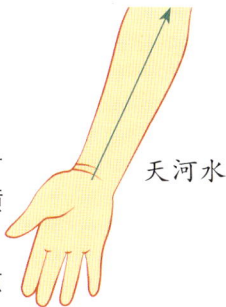
天河水

### 推六腑

**定位**：前臂尺侧，肘至阴池成一直线。

**手法**：一手握住小儿手腕，用另一手食指、中指指腹自肘横纹尺侧端推至腕掌侧横纹尺侧端。

**功效**：清热解毒，消肿止痛。

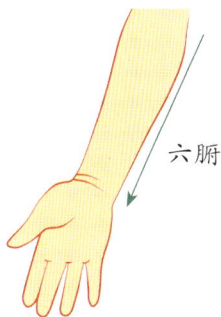
六腑

## · 口疮 ·

【临床表现】舌尖红赤，舌有白色溃疡，流口水，吮乳困难，重者发热，烦躁不安。

【治疗原则】清心泻火。

## 【推拿手法】

清胃 15 分钟，清天河水 15 分钟，推四横纹 10 分钟，清脾 15 分钟。

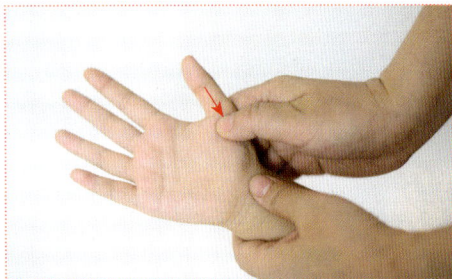

**清胃：**拇指掌面近掌端第一节，用拇指指腹向指根方向直推。

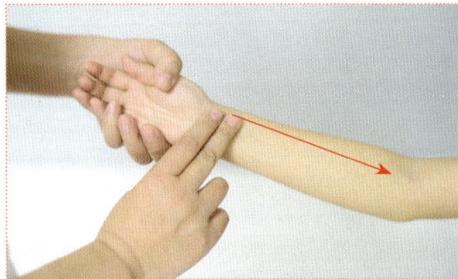

**清天河水：**前臂内侧正中，用食指和中指指腹自腕横纹推向肘横纹。

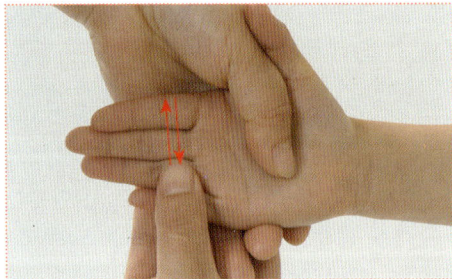

**推四横纹：**用拇指指腹自食指指根推向小指指根，来回推。

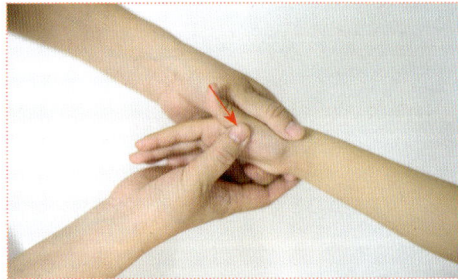

**清脾：**从指尖推向指根。

【**对症加减**】发热加推六腑 20 分钟；流口水重，加揉掌小横纹 10 分钟；烦躁惊悸，加捣小天心 1~2 分钟。

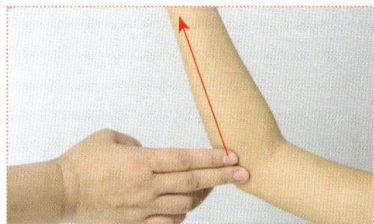

**推六腑：**用食指、中指指腹自肘横纹尺侧端推至腕掌侧横纹尺侧端。

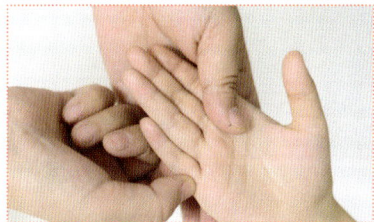

**揉掌小横纹：**掌小横纹在掌面小指根下，尺侧掌纹头，用拇指指端揉。

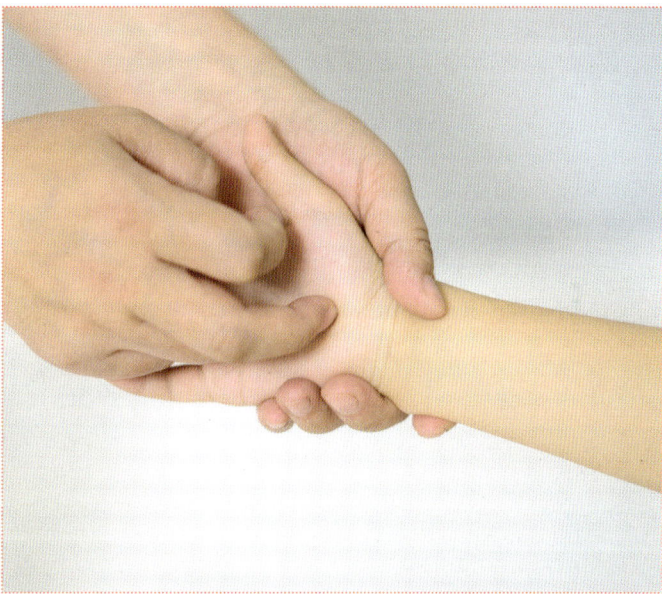

**捣小天心：**屈曲中指，以第一指间关节捣大、小鱼际交界处凹陷中。

### 注意事项

　　如果孩子经常长口疮，即使口疮暂时好了，家长也要按照治疗口疮的按摩手法坚持给孩子按摩 1 个月，以巩固疗效。此外，不要给孩子吃过热、过硬及刺激性的食物，注意口腔卫生，养成饭后漱口的好习惯。

# 哮喘

哮喘是一种发作性痰鸣气喘的疾病，以阵发性哮鸣气促、呼气延长为特征，多与肺、脾、肾三脏有关，其病机多为本虚标实，一般急性发作期以邪实为主，缓解期以正虚为主。

## 手部特效穴详解

### 逆运八卦

**定位**：掌中，围绕掌心内劳宫一周，按乾、坎、艮、震、巽、离、坤、兑八卦分布。

**手法**：术者一手持小儿四指，拇指按在小儿离卦（中指下方位置），掌心向上，以拇指螺纹面用运法，以逆时针方向自兑卦起至乾卦止，周而复始。

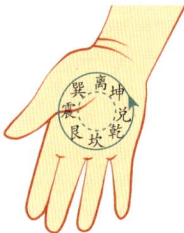

### 揉外劳宫

**定位**：掌背正中第三、第四掌骨中间凹陷处，与内劳宫相对。

**手法**：术者一手握小儿手，用另一手拇指或中指按揉本穴。

**功效**：温阳散寒，升阳举陷，发汗解表。

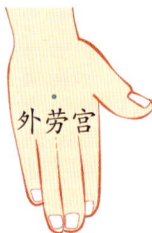

### 推四横纹

**定位**：掌面食指、中指、无名指、小指第一指间关节横纹处。

**手法**：术者一手持小儿手，使掌心向上，用拇指桡侧从食指横纹推向小指横纹处。

**功效**：调中行气，和气血，消胀满。

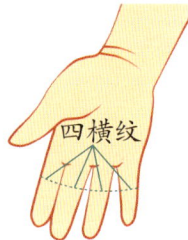

### 清肺

**定位**：无名指掌面。

**手法**：一手托住小儿手，使掌心朝上，用另一手拇指指腹从小儿无名指指尖直推至指根。

**功效**：宣肺清热，疏风解表，化痰止咳。

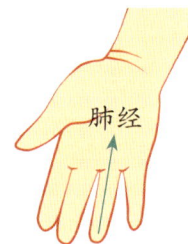

## • 哮喘 •

【临床表现】寒性，咳喘哮鸣，吐痰清稀，面色㿠白，形寒怕冷；热性，咳喘哮鸣，痰色黄稠，口干咽燥或有发热。缓解期，面色㿠白，神疲乏力，自汗，食少便溏，形寒怕冷。

【治疗原则】寒性，温肺化痰，降逆平喘；热性，清热化痰，降逆平喘；缓解期，健脾补肾纳气。

## 【推拿手法】

**寒性哮喘：** 逆运内八卦 15 分钟，揉外劳宫 10 分钟，推四横纹 10 分钟，清肺 5 分钟。

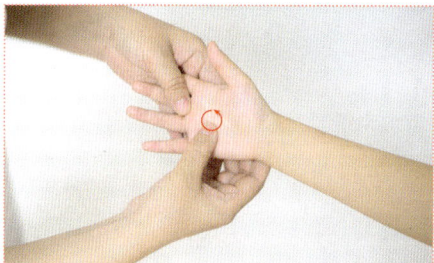

**逆运内八卦：** 用拇指指腹逆时针推拿内八卦，自兑宫起至乾宫止。

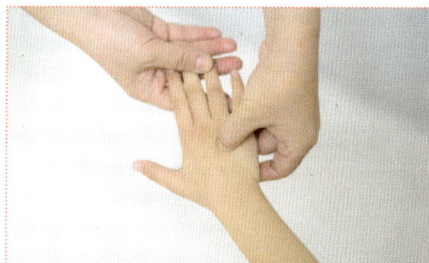

**揉外劳宫：** 掌背正中第三、第四掌骨中间凹陷处，用中指或拇指指腹揉。

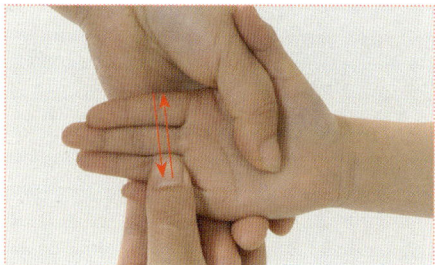

**推四横纹：** 用拇指指腹自食指指根推向小指指根，来回推。

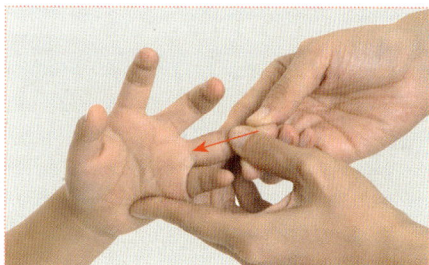

**清肺：** 无名指掌面，用拇指从指尖推至指根。

**热性哮喘：** 逆运内八卦 15 分钟，清天河水 10 分钟，推四横纹 10 分钟。

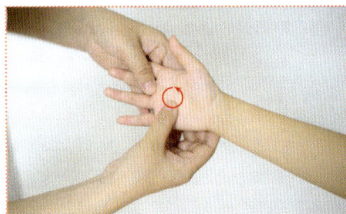

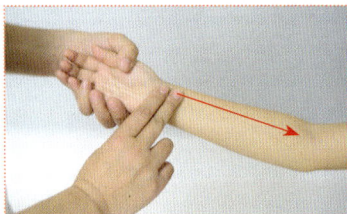

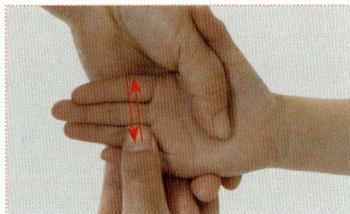

**逆运内八卦：** 用拇指指腹逆时针推拿内八卦，自兑宫起至乾宫止。

**清天河水：** 前臂内侧正中，用食指和中指指腹自腕横纹推向肘横纹。

**推四横纹：** 用拇指指端自食指指根推向小指指根，来回推。

**缓解期：** 揉二人上马 15 分钟，清补脾 15 分钟，运内八卦 10 分钟。

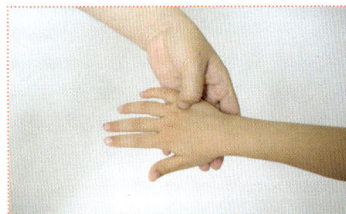

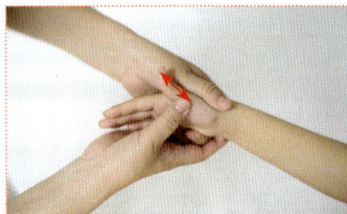

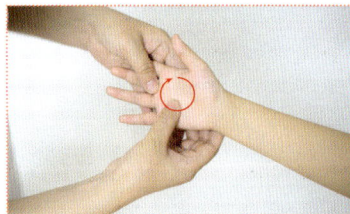

**揉二人上马：** 手背无名指及小指掌指关节后陷中，用拇指揉。

**清补脾：** 拇指桡侧赤白肉际处，从指根到指尖来回推。

**运内八卦：** 用拇指指腹顺时针推拿内八卦，自乾宫起至兑宫止。

## 【 对症加减 】

发热重者，去清天河水改用推六腑 15 分钟。

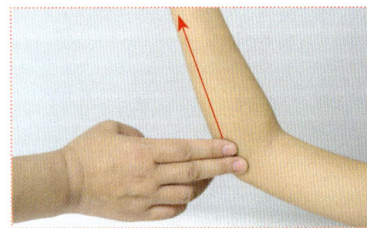

**推六腑：** 用食指、中指指腹自肘横纹尺侧端推至腕掌侧横纹尺侧端。

腹痛是小儿比较常见的病症之一，是多种疾病的常见症状。造成小儿腹痛的原因较多，感受寒邪、乳食积滞、脏腑虚冷、气滞血瘀、蛔虫扰动以及饮食不规律、不卫生等都可引起小儿腹痛。治疗原则以温中散寒、消食导滞为主。

# 腹痛

## 手部特效穴详解

### 平肝

**定位**：食指末节掌面。

**手法**：一手托住小儿手，使掌心朝上，用另一手拇指指腹从小儿食指指尖直推至指根。

**功效**：清热、排毒。

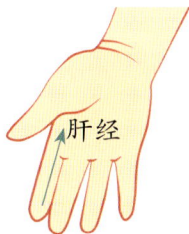

肝经

### 清大肠

**定位**：食指桡侧缘，自食指尖到虎口成一直线。

**手法**：一手托住小儿手，露出食指桡侧缘，用另一手拇指指腹由虎口直推至指尖。

**功效**：清利大肠，除湿热。

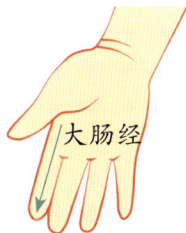

大肠经

### 揉板门

**定位**：手掌大鱼际平面。

**手法**：一手持小儿手，用另一手拇指端按揉本穴。

**功效**：健脾和胃，消食化滞。

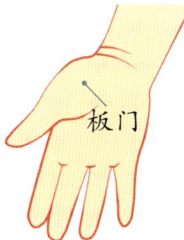

板门

### 推四横纹

**定位**：掌面食指、中指、无名指、小指第一指间关节横纹处。

**手法**：术者一手持小儿手，使掌心向上，用拇指桡侧从食指横纹推向小指横纹处。

**功效**：调中行气，和气血，消胀满

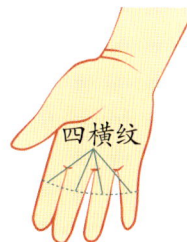

四横纹

## 气郁型

【临床表现】小儿因故哭闹，家人抑制使其不能发泄，或强以乳食，迫使小儿止哭入睡，睡中时作痉挛性长息，易患胸胁痛，甚至发热，一般都以为腹痛，痛时身体扭动，或见呃逆，脉弦紧。

【治疗原则】理气止痛。

## 【推拿手法】

平肝 15 分钟，运内八卦 15 分钟，推四横纹 10 分钟，揉板门 10 分钟。

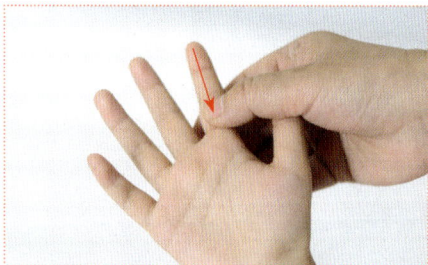

平肝：食指掌面，用拇指指腹从指尖推至指根。

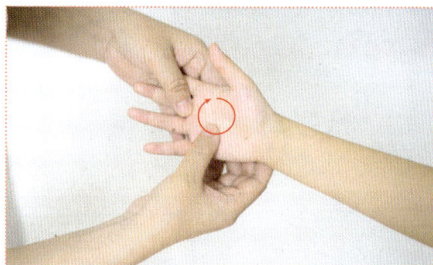

运内八卦：用拇指指腹顺时针推拿内八卦，自乾宫起至兑宫止。

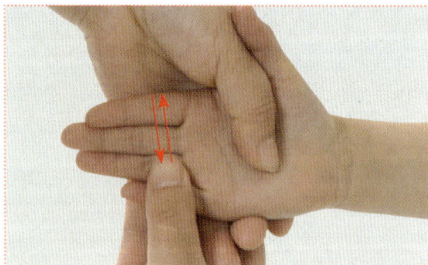

推四横纹：用拇指指腹自食指指根推向小指指根，来回推。

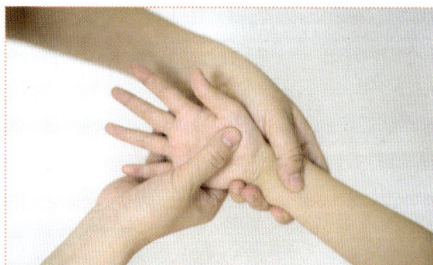

揉板门：手掌大鱼际平面，用拇指指腹揉。

## • 食积型 •

【临床表现】饮食不节，零食无度，食积不消，气机郁滞，腹部按之有散块，呕吐，苔厚，脉滑数。

【治疗原则】消导，清热，止痛。

## 【推拿手法】

平肝 10 分钟，清胃 10 分钟，清脾 10 分钟，运内八卦 15 分钟，揉板门 15 分钟，清大肠 15 分钟。

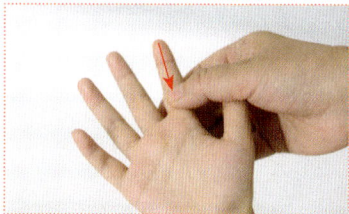

**平肝：** 食指掌面，用拇指指腹从指尖推至指根。

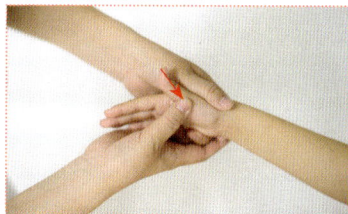

**清脾：** 从指尖推向指根。

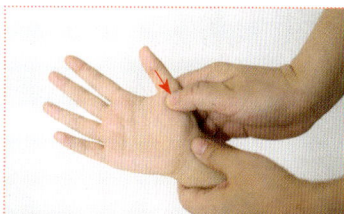

**清胃：** 拇指掌面近掌端第一节，用拇指指腹向指根方向直推。

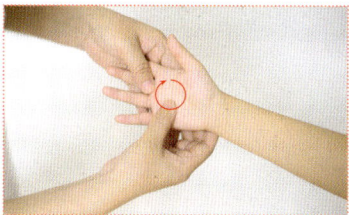

**运内八卦：** 用拇指指腹顺时针推拿内八卦，自乾宫起至兑宫止。

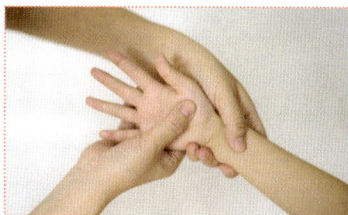

**揉板门：** 手掌大鱼际平面，用拇指指腹揉。

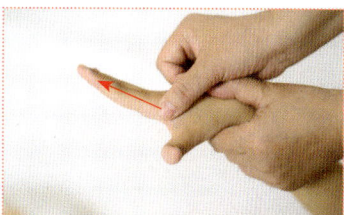

**清大肠：** 食指桡侧缘，自食指尖至虎口成一直线，从指根推向指尖。

## 寒邪型

**【临床表现】**感受寒邪，脐腹为风寒所侵，或当风进食，或多吃瓜果生冷，寒邪滞于肠胃。痛多绕脐，思热饮，爱暖熨，舌苔薄白。

**【治疗原则】**温中散寒，理气止痛。

## 【推拿手法】

揉一窝风10分钟，揉外劳宫10分钟，揉板门15分钟，运内八卦15分钟，清天河水10分钟。

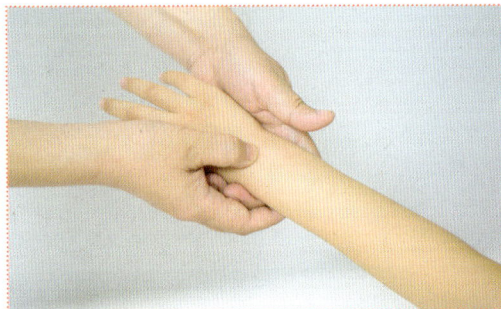

**揉一窝风：**手背腕横纹正中凹陷处，用拇指揉。

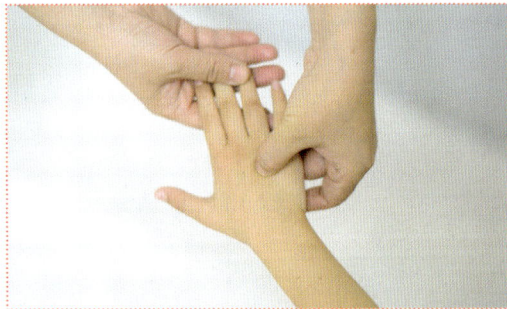

**揉外劳宫：**掌背正中第三、第四掌骨中间凹陷处，用中指或拇指指腹揉。

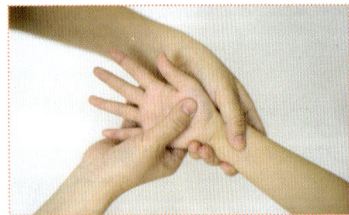

**揉板门：**手掌大鱼际平面，用拇指指腹揉。

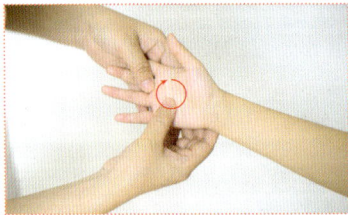

**运内八卦：**用拇指指腹顺时针推拿内八卦，自乾宫起至兑宫止。

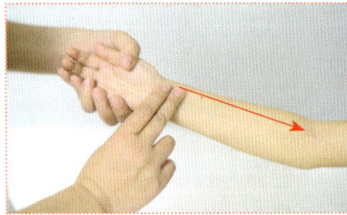

**清天河水：**前臂内侧正中，用食指和中指指腹自腕横纹推向肘横纹。

## 【对症加减】

如有有形寒积，可加清补大肠 10 分钟。

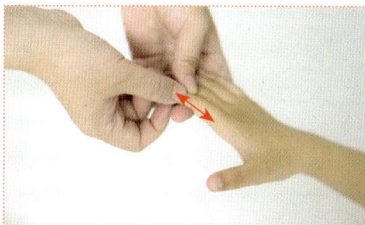

**清补大肠：**食指桡侧缘，自食指尖至虎口成一直线，从指根至指尖来回推。

### 湿热型 ●

【临床表现】郁有湿热，腹痛，肠鸣作呕，舌苔黄腻。

【治疗原则】散热，和胃肠，止痛。

## 【推拿手法】

平肝 10 分钟，清胃 10 分钟，清天河水 10 分钟，揉板门 15 分钟。

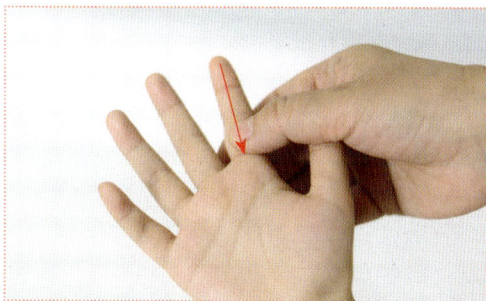

**平肝：**食指掌面，用拇指指腹从指尖推至指根。

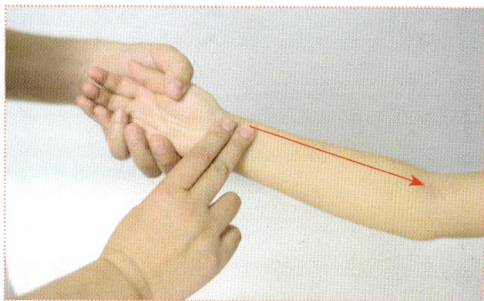

**清天河水：**前臂内侧正中，用食指和中指指腹自腕横纹推向肘横纹。

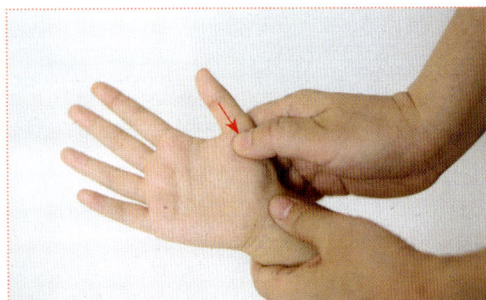

清胃：拇指掌面近掌端第一节，用拇指指腹向指根方向直推。

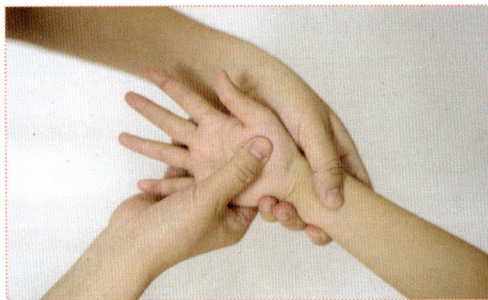

揉板门：手掌大鱼际平面，用拇指指腹揉。

## 肠套叠型

【临床表现】小儿不进食也腹痛，大便闭，腹肌紧张，舌色淡，脉沉细涩。

【治疗原则】助元阳。

## 【推拿手法】

揉外劳宫（手法力量加重）20 分钟，清脾 10 分钟，清胃 10 分钟，清大肠 15 分钟，清补脾 10 分钟，推四横纹 15 分钟。

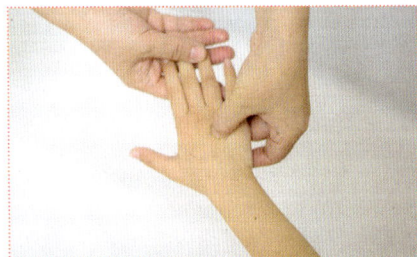

揉外劳宫：掌背正中第三、第四掌骨中间凹陷处，用中指或拇指指腹揉。

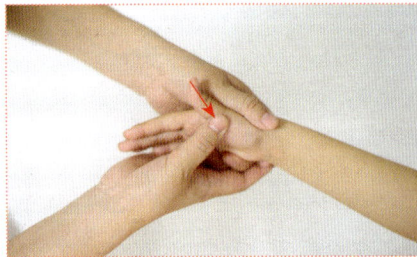

清脾：从指尖推向指根。

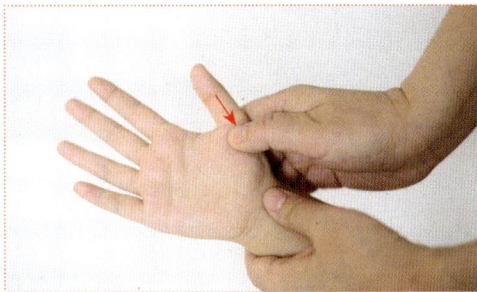

**清胃：** 拇指掌面近掌端第一节，用拇指指腹向指根方向直推。

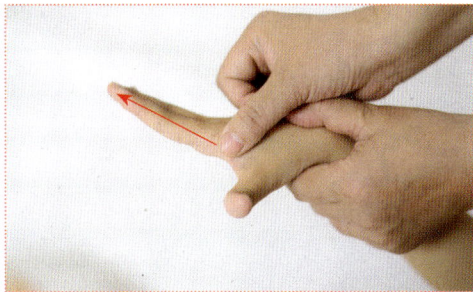

**清大肠：** 食指桡侧缘，自食指尖至虎口成一直线，从指根推向指尖。

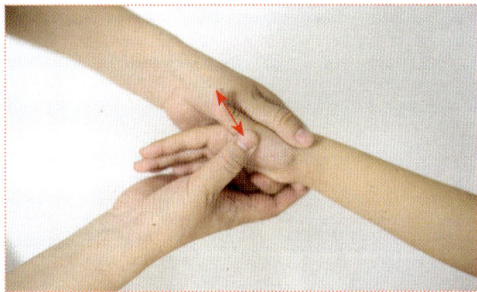

**清补脾：** 拇指桡侧赤白肉际处，从指根到指尖来回推。

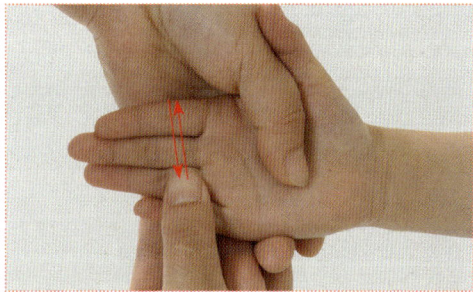

**推四横纹：** 用拇指指腹自食指指根推向小指指根，来回推。

## 蛔虫型

【临床表现】蛔虫等寄生虫引起的腹痛，发作没有规律，不发作时完全不痛，发作时上身扭动，喜欢按揉。有蛔虫的孩子面黄肌瘦，有时在大便中可见虫体。

【治疗原则】温暖肠胃，宽利胆道，引蛔下行。

【推拿手法】

揉外劳宫 15 分钟，平肝 15 分钟。

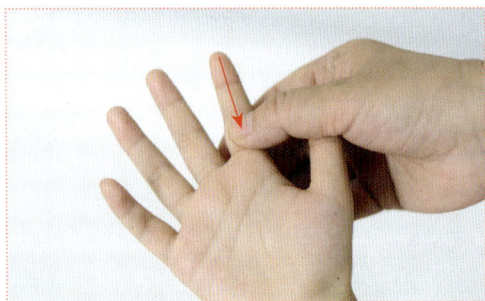

**平肝：** 食指掌面，用拇指指腹从指尖推至指根。

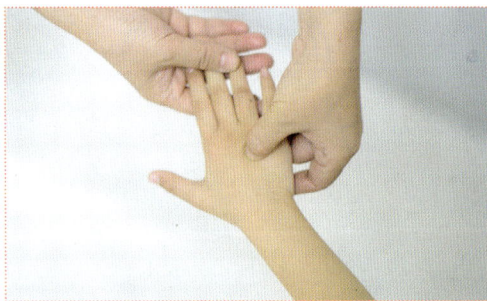

**揉外劳宫：** 掌背正中第三、第四掌骨中间凹陷处，用中指或拇指指腹揉。

**· 瘀血型 ·**

【临床表现】小儿跌仆较重，时见微热，痛在胸腹，痛时身体不动或少动，印堂青，舌偏青黯，脉紧涩（往来难）。

【治疗原则】活血化瘀，止痛。

**【推拿手法】**

推四横纹 10 分钟，揉外劳宫 10 分钟，揉板门 15 分钟，清天河水 10 分钟。

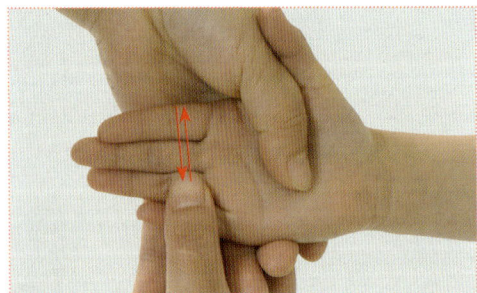

**推四横纹：** 用拇指指端自食指指根推向小指指根，来回推。

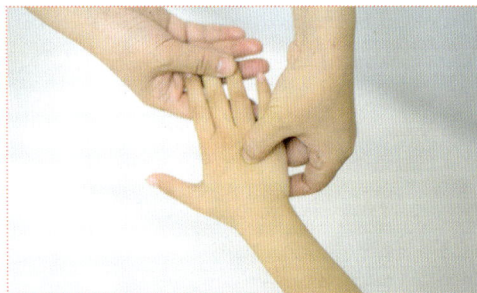

**揉外劳宫：** 掌背正中第三、第四掌骨中间凹陷处，用中指或拇指指腹揉。

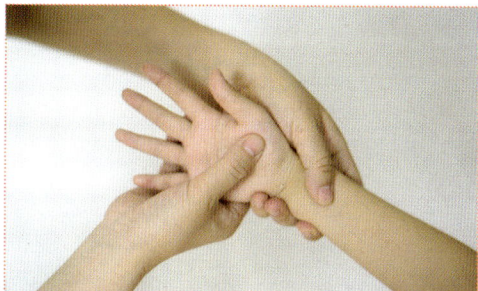

揉板门：手掌大鱼际平面，用拇指指腹揉。

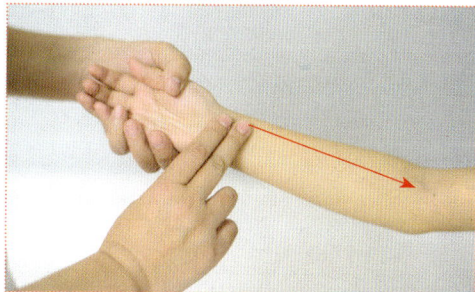

清天河水：前臂内侧正中，用食指和中指指腹自腕横纹推向肘横纹。

## 虚寒型

【临床表现】小儿倦怠纳呆，四肢无力，时见厥冷，睡好俯身而卧，腹部喜按、喜热熨，面色苍白，舌淡苔白，脉沉缓。

【治疗原则】温中，健脾，止痛。

【推拿手法】

揉外劳宫 15 分钟，清补脾 10 分钟，揉板门 15 分钟，推四横纹 10 分钟。

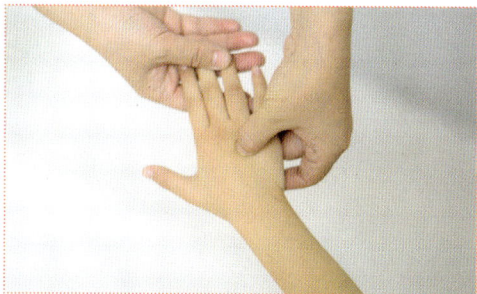

揉外劳宫：掌背正中第三、第四掌骨中间凹陷处，用中指或拇指指腹揉。

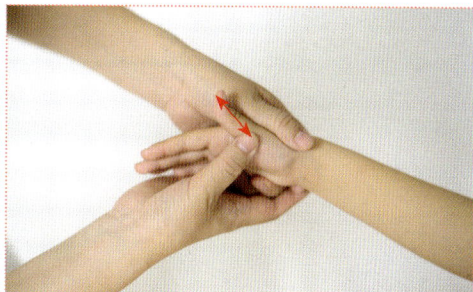

清补脾：拇指桡侧赤白肉际处，从指根到指尖来回推。

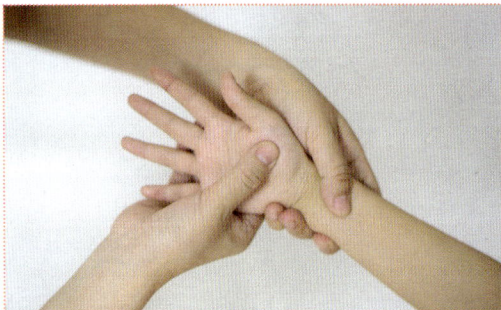

**揉板门：** 手掌大鱼际平面，用拇指指腹揉。

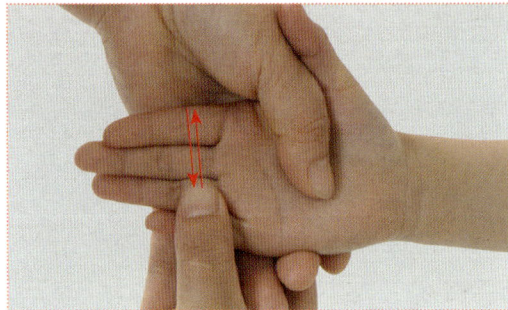

**推四横纹：** 用拇指指腹自食指指根推向小指指根，来回推。

婴幼儿呕吐较为常见，可见于多种病症。如急性胃炎、贲门痉挛、幽门痉挛、幽门梗阻等，呕吐属于主症之一。中医认为引起呕吐的原因主要是外感邪气（如受凉）、内伤乳食、大惊猝恐，以及其他脏腑疾病影响到胃的正常功能，导致胃失和降、胃气上逆，从而引起呕吐。治疗原则以清胃和中、降逆止呕为主。

# 呕吐

## 手部特效穴详解

### 清胃

**定位**：拇指掌面近掌端第一节。

**手法**：一手托住小儿手，使掌心朝上，用另一手拇指指腹向指根方向直推。

**功效**：清胃热，降胃气。

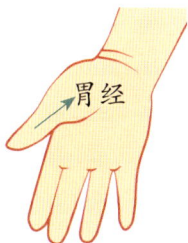

### 揉板门

**定位**：手掌大鱼际平面。

**手法**：一手持小儿手，用另一手拇指端按揉本穴。

**功效**：健脾和胃，消食化滞。

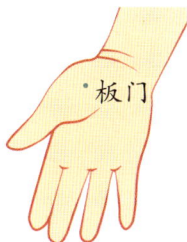

### 运内八卦

**定位**：掌中，围绕掌心内劳宫一周，按乾、坎、艮、震、巽、离、坤、兑八卦分布。

**手法**：一手托住小儿手，使掌心向上，用另一手拇指指腹顺时针推拿内八卦，自乾宫起至兑宫止。

**功效**：宽胸利膈，理气化痰，行滞消食。

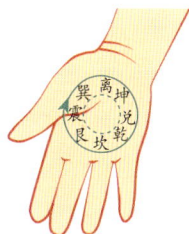

### 二人上马

**定位**：手背无名指及小指掌指关节后陷中。

**手法**：术者一手握小儿四指，使掌心向下，用另一手拇指、中指相对用力揉本穴。

**功效**：滋阴补肾，顺气散结，利水通淋。

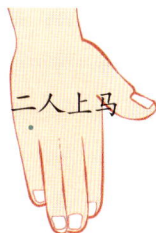

## 伤食型

【临床表现】由于喂食过量，食积于中脘，食乳之间忽然呕吐，或见喷溢状呕吐，舌苔厚，脉弦滑。

【治疗原则】消积，降逆止吐。

## 【推拿手法】

清补脾 10 分钟，清胃 10 分钟，揉板门 10 分钟，运内八卦 10 分钟。

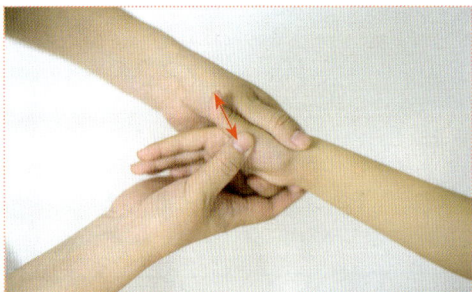

**清补脾**：拇指桡侧赤白肉际处，从指根到指尖来回推。

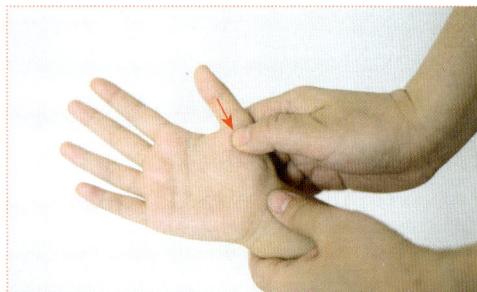

**清胃**：拇指掌面近掌端第一节，用拇指指腹向指根方向直推。

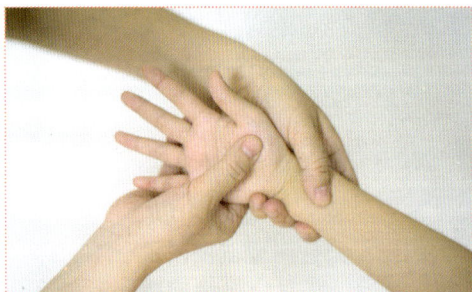

**揉板门**：手掌大鱼际平面，用拇指指腹揉。

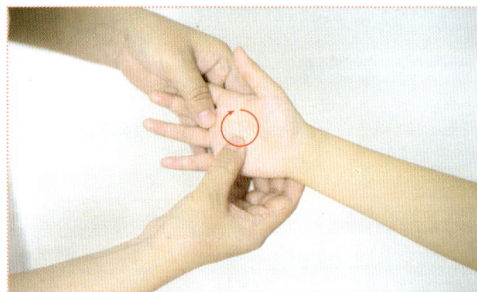

**运内八卦**：用拇指指腹顺时针推拿内八卦，自乾宫起至兑宫止。

• 胃热型 •

【临床表现】烦躁口渴，腹内热，恶心，便秘，唇红，舌质红，胎黄，脉象滑数有力。

【治疗原则】清胃，和中，降逆。

【推拿手法】

清胃 10 分钟，平肝 10 分钟，清天河水 10 分钟，运内八卦 15 分钟。

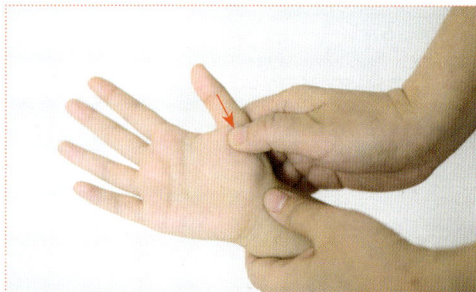

清胃：拇指掌面近掌端第一节，用拇指指腹向指根方向直推。

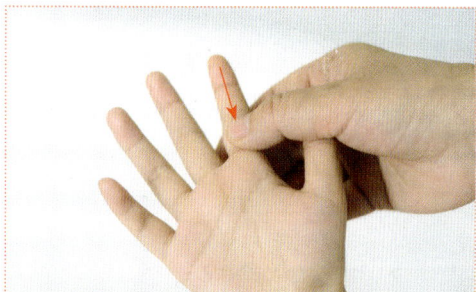

平肝：食指掌面，用拇指指腹从指尖推至指根。

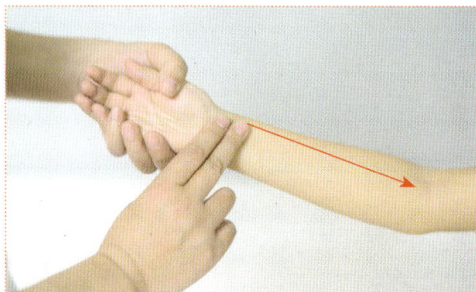

清天河水：前臂内侧正中，用食指和中指指腹自腕横纹推向肘横纹。

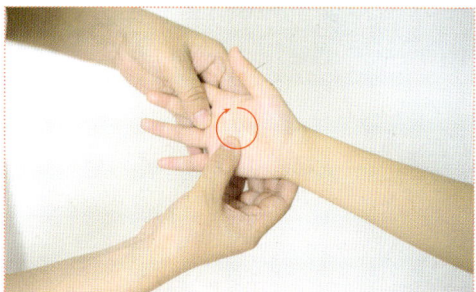

运内八卦：用拇指指腹顺时针推拿内八卦，自乾宫起至兑宫止。

## 【对症加减】

腹痛加揉板门 15 分钟，便秘加清大肠 10 分钟。

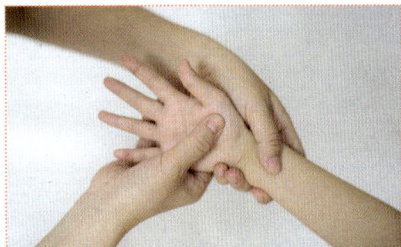

**揉板门：** 手掌大鱼际平面，用拇指指腹揉。

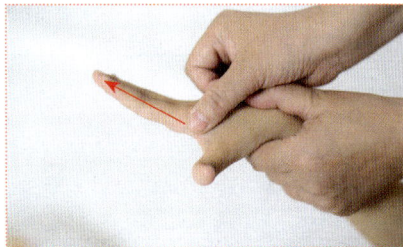

**清大肠：** 食指桡侧缘，自食指尖至虎口成一直线，从指根推向指尖。

## 阴虚型

【临床表现】厌食，呃逆干呕，食后胃燥不受，呕吐。

【治疗原则】清补脾胃，降逆止呕。

## 【推拿手法】

揉二人上马 10 分钟，揉板门 15 分钟，清胃 10 分钟，运内八卦 15 分钟，清补脾 15 分钟。

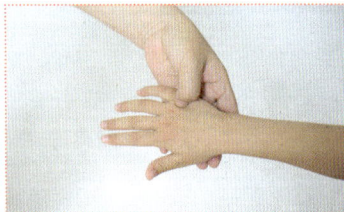

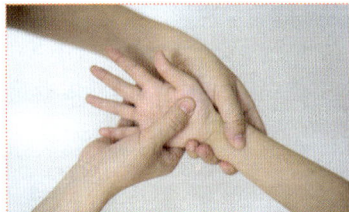

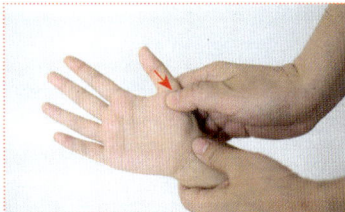

**揉二人上马：** 手背无名指及小指掌指关节后陷中，用拇指揉。

**揉板门：** 手掌大鱼际平面，用拇指指腹揉。

**清胃：** 拇指掌面近掌端第一节，用拇指指腹向指根方向直推。

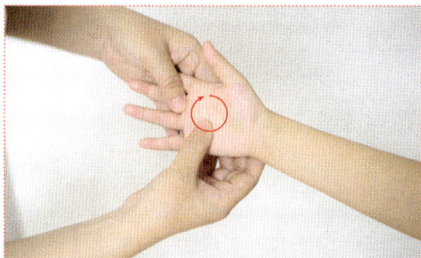

运内八卦：用拇指指腹顺时针推拿内八卦，自乾宫起至兑宫止。

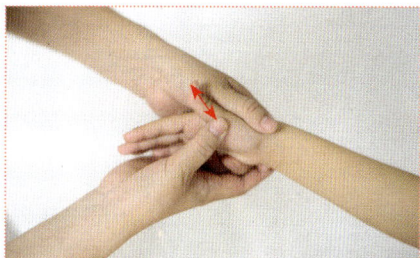

清补脾：拇指桡侧赤白肉际处，从指根到指尖来回推。

## 【对症加减】

发热加清天河水 10 分钟。

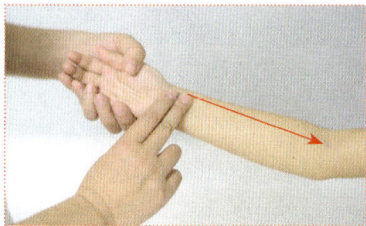

清天河水：前臂内侧正中，用食指和中指指腹自腕横纹推向肘横纹。

### • 夹惊型 •

【临床表现】跌仆受惊，或食时被惊，或先有痰热，食随气逆，表现为痉挛喷射性呕吐等。

【治疗原则】平肝镇惊，清热降逆，化痰止咳。

## 【推拿手法】

平肝 10 分钟，清胃 10 分钟，运内八卦 15 分钟，揉板门 15 分钟，清天河水 10 分钟，揉外劳宫 10 分钟。

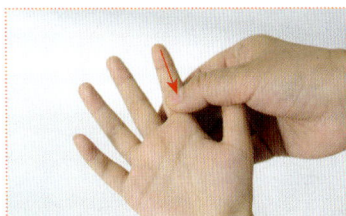

**平肝：**食指掌面，用拇指指腹从指尖推至指根。

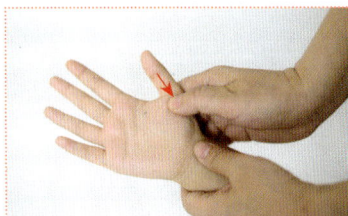

**清胃：**拇指掌面近掌端第一节，用拇指指腹向指根方向直推。

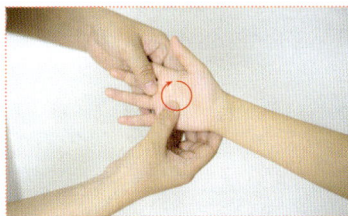

**运内八卦：**用拇指指腹顺时针推拿内八卦，自乾宫起至兑宫止。

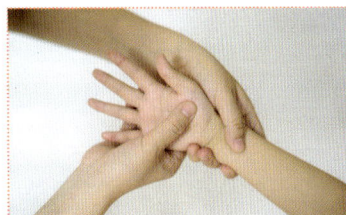

**揉板门：**手掌大鱼际平面，用拇指指腹揉。

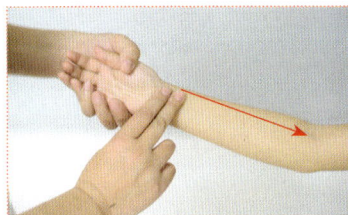

**清天河水：**前臂内侧正中，用食指和中指指腹自腕横纹推向肘横纹。

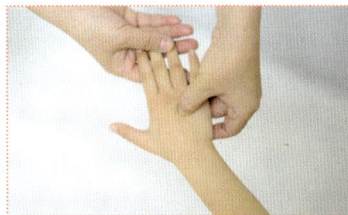

**揉外劳宫：**掌背正中第三、第四掌骨中间凹陷处，用中指或拇指指腹揉。

## 畏寒型

【临床表现】因恣食生冷瓜果，寒滞中脘，以致胃寒上逆，朝食暮吐，舌淡苔白，脉弦迟或沉紧。

【治疗原则】温中降逆，驱除寒积。

【推拿手法】

平肝10分钟，清胃10分钟，运内八卦15分钟，揉板门15分钟，揉外劳宫15分钟。

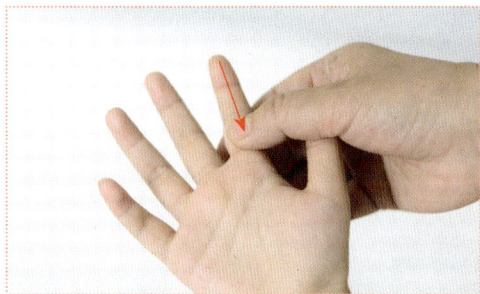

**平肝：**食指掌面，用拇指指腹从指尖推至指根。

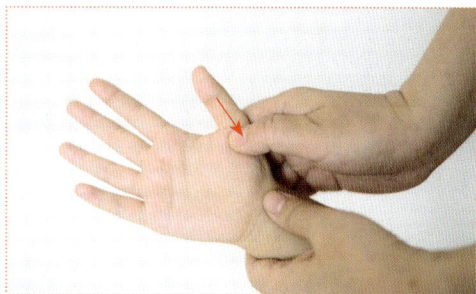

**清胃：**拇指掌面近掌端第一节，用拇指指腹向指根方向直推。

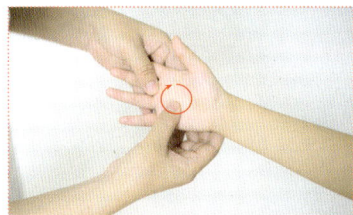

**运内八卦：**用拇指指腹顺时针推拿内八卦，自乾宫起至兑宫止。

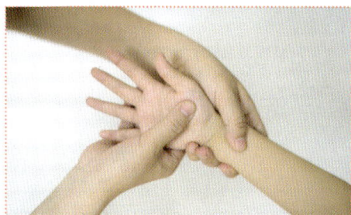

**揉板门：**手掌大鱼际平面，用拇指指腹揉。

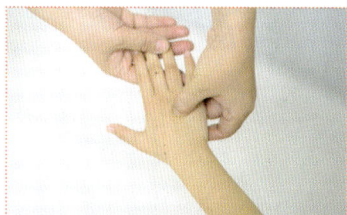

**揉外劳宫：**掌背正中第三、第四掌骨中间凹陷处，用中指或拇指指腹揉。

# 呃逆

呃逆是指气逆上冲，以喉间呃呃作声为特征的一种病症。其多因寒热两气相搏，胃气上逆动膈而致。

## 手部特效穴详解

### 运内八卦

**定位**：掌中，围绕掌心内劳宫一周，按乾、坎、艮、震、巽、离、坤、兑八卦分布。

**手法**：一手托住小儿手，使掌心向上，用另一手拇指指腹顺时针推拿内八卦，自乾宫起至兑宫止。

**功效**：宽胸利膈，理气化痰，行滞消食。

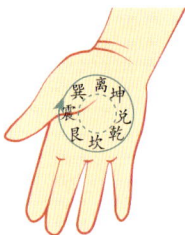

### 清胃

**定位**：拇指掌面近掌端第一节。

**手法**：一手托住小儿手，使掌心朝上，用另一手拇指指腹向指根方向直推。

**功效**：清胃热，降胃气。

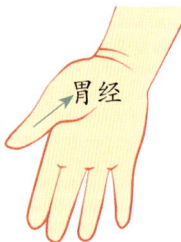

### 推六腑

**定位**：前臂尺侧，肘至阴池成一直线。

**手法**：一手握住小儿手腕，用另一手食指、中指指腹自肘横纹尺侧端推至腕掌侧横纹尺侧端。

**功效**：清热解毒，消肿止痛。

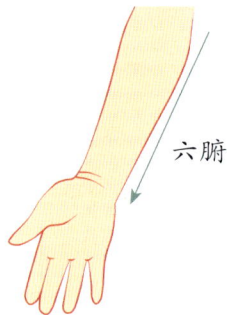

### 揉外劳宫

**定位**：掌背正中第三、第四掌骨中间凹陷处，与内劳宫相对。

**手法**：术者一手握小儿手，用另一手拇指或中指按揉本穴。

**功效**：温阳散寒，升阳举陷，发汗解表。

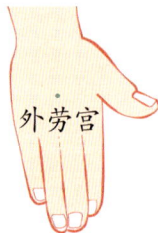

# 呃逆

【临床表现】如呃声持续高亢、有力者多属实证，有时伴口臭、烦渴、便干等热象。呃声低怯无力而断续者，多属虚证，有时伴食少便溏、手足不温。

【治疗原则】和胃降逆。

## 【推拿手法】

**证有热者：** 运内八卦 10 分钟，清胃 10 分钟，推六腑 15 分钟。

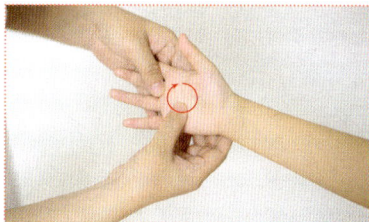

**运内八卦：** 用拇指指腹顺时针推拿内八卦，自乾宫起至兑宫止。

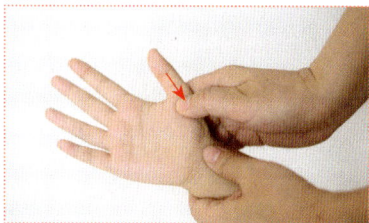

**清胃：** 拇指掌面近掌端第一节，用拇指指腹向指根方向直推。

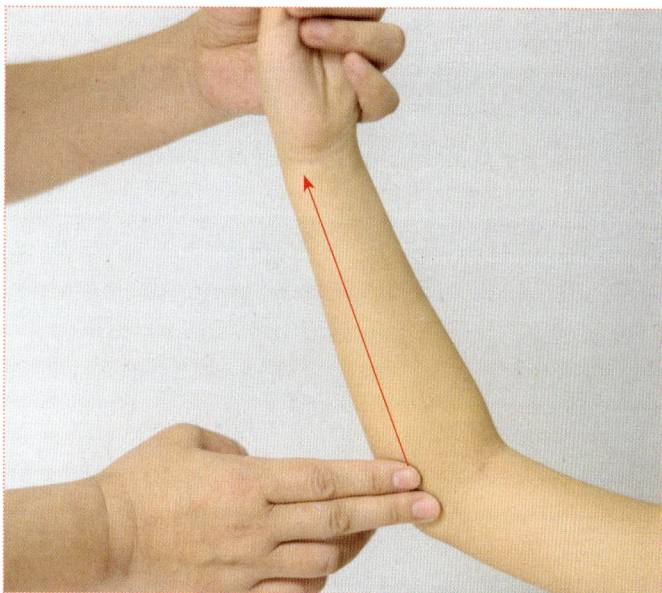

**推六腑：** 用食指、中指指腹自肘横纹尺侧端推至腕掌侧横纹尺侧端。

**证有寒者：** 清补脾 15 分钟，运内八卦 10 分钟，揉外劳宫 10 分钟。

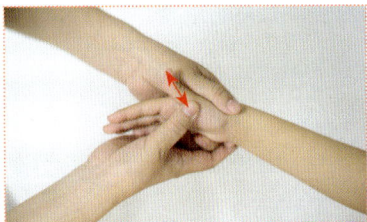

**清补脾：** 拇指桡侧赤白肉际处，从指根到指尖来回推。

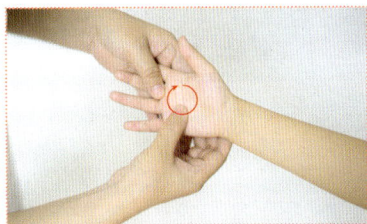

**运内八卦：** 用拇指指腹顺时针推拿内八卦，自乾宫起至兑宫止。

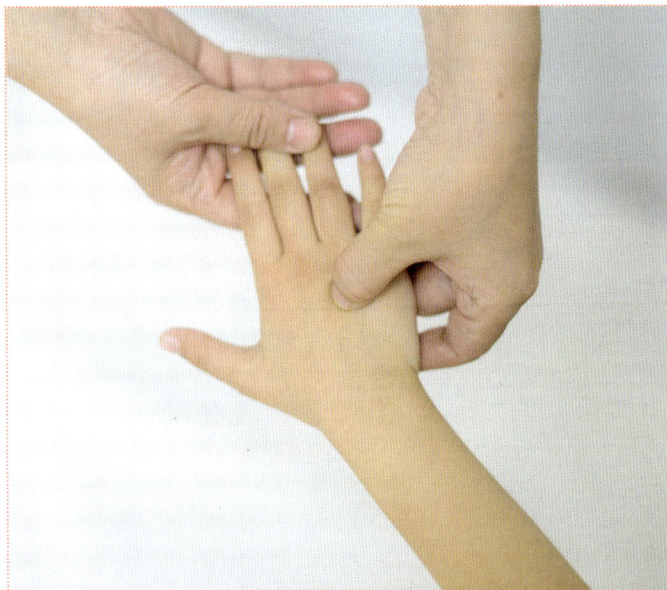

**揉外劳宫：** 掌背正中第三、第四掌骨中间凹陷处，用中指或拇指指腹揉。

厌食是指小儿食欲不振，甚至不思饮食，日久精神疲惫，体重减轻，抵抗力下降。厌食往往不是一个独立的病症，而是常常发生于其他疾病的过程中或疾病后。因此，临床上要参见其他症状。厌食产生的原因一般为乳食不节伤及脾胃，或禀赋不足，脾胃虚弱等。

# 厌食

## 手部特效穴详解

### 运内八卦

**定位**：掌中，围绕掌心内劳宫一周，按乾、坎、艮、震、巽、离、坤、兑八卦分布。

**手法**：一手托住小儿手，使掌心向上，用另一手拇指指腹顺时针推拿内八卦，自乾宫起至兑宫止。

**功效**：宽胸利膈、理气化痰、行滞消食。

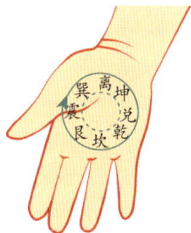

### 清胃

**定位**：拇指掌面近掌端第一节。

**手法**：一手托住小儿手，使掌心朝上，用另一手拇指指腹向指根方向直推。

**功效**：清胃热，降胃气。

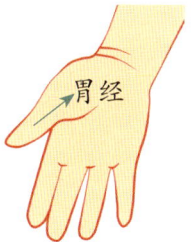

### 清天河水

**定位**：前臂内侧正中，总筋至洪池成一直线。

**手法**：一手握住小儿手，使掌心向上，用另一手食指和中指指腹自腕横纹推向肘横纹。

**功效**：清心除烦，镇惊安神，退热发表。

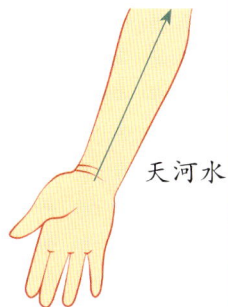

### 推四横纹

**定位**：掌面食指、中指、无名指、小指第一指间关节横纹处。

**手法**：术者一手持小儿手，使掌心向上，用拇指桡侧从食指横纹推向小指横纹处。

**功效**：调中行气，和气血，消胀满。

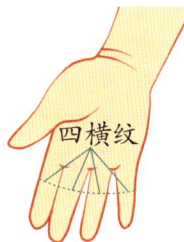

## 厌食

【临床表现】厌食或拒食，食之无味，面色无华或萎黄，形体偏瘦，大便不成形，或次数多，或夹不消化食物。

【治疗原则】健脾和胃，消食化积。

### 【推拿手法】

清胃 10 分钟，运内八卦 10 分钟，清天河水 10 分钟，推四横纹 10 分钟。

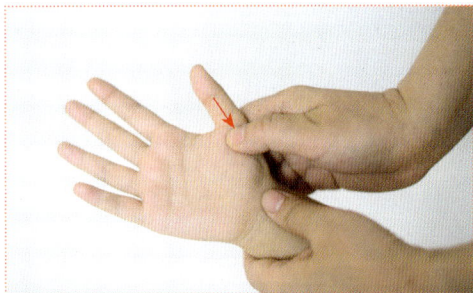

**清胃：**拇指掌面近掌端第一节，用拇指指腹向指根方向直推。

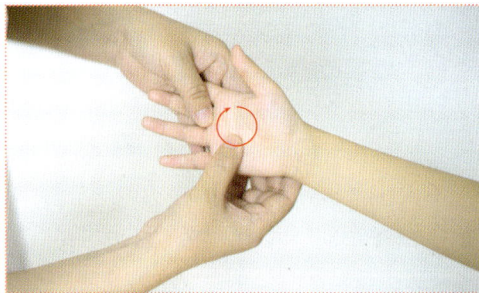

**运内八卦：**用拇指指腹顺时针推拿内八卦，自乾宫起至兑宫止。

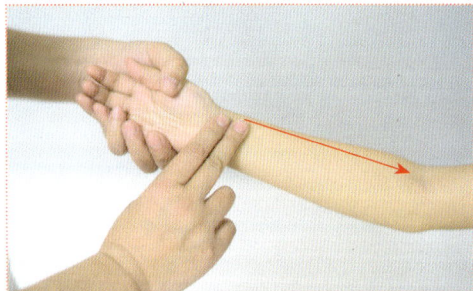

**清天河水：**前臂内侧正中，用食指和中指指腹自腕横纹推向肘横纹。

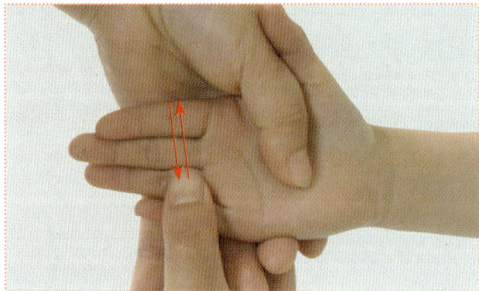

**推四横纹：**用拇指指腹自食指指根推向小指指根，来回推。

安静状态下，全身或局部无故出汗过多，中医学称为汗证。汗为气血津液所化生，由人体阳气蒸化而来，如果由于先天或后天的原因导致表卫阳气不足，津液外泄，就会出现多汗。小儿为纯阳之体，经常有热证，日久耗伤气阴，导致腠理启闭失常，就会多汗。此外，饮食调护不当，也会引起小儿多汗。治疗原则以清肝利湿为主。

# 自汗盗汗

## 手部特效穴详解

### 揉二人上马

**定位**：手背无名指及小指掌指关节后陷中。

**手法**：术者一手握小儿四指，使掌心向下，用另一手拇指、中指相对用力揉本穴。

**功效**：滋阴补肾，顺气散结，利水通淋。

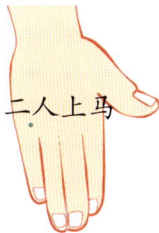

### 清补脾

**定位**：拇指桡侧缘或拇指末节螺纹面。

**手法**：术者一手持小儿手掌，使掌心朝上，将小儿拇指伸直，自指根推至指尖，来回推。

**功效**：健脾胃，清热利湿。

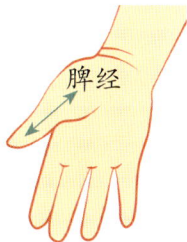

### 清肺

**定位**：无名指掌面。

**手法**：一手托住小儿手，使掌心朝上，用另一手拇指指腹从小儿无名指指尖直推至指根。

**功效**：宣肺清热，疏风解表，化痰止咳。

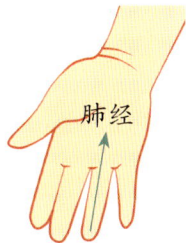

### 运内八卦

**定位**：掌中，围绕掌心内劳宫一周，按乾、坎、艮、震、巽、离、坤、兑八卦分布。

**手法**：一手托住小儿手，使掌心向上，用另一手拇指指腹顺时针推拿内八卦，自乾宫起至兑宫止。

**功效**：宽胸利膈，理气化痰，行滞消食。

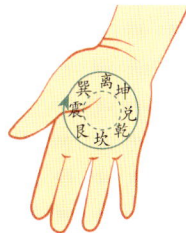

## 自汗盗汗

**【临床表现】** 自汗：经常汗出，动则尤甚，形寒肢冷，神疲乏力，易感冒。盗汗：睡时汗出，醒后自止，五心烦热，神萎不振，舌红少苔。

**【治疗原则】** 自汗，益气固表止汗；盗汗，益气养阴止汗。

## 【推拿手法】

**自汗：** 揉二人上马 15 分钟，清补脾 10 分钟，运内八卦 10 分钟，清肺 5 分钟。

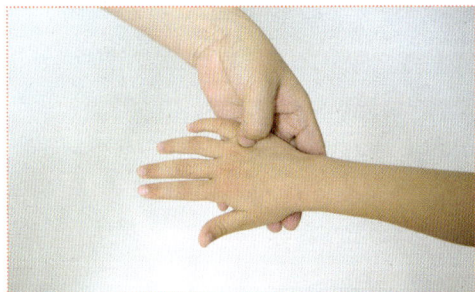

**揉二人上马：** 手背无名指及小指掌指关节后陷中，用拇指揉。

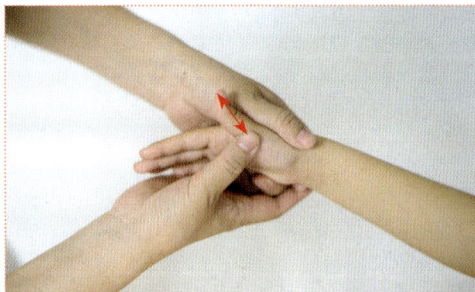

**清补脾：** 拇指桡侧赤白肉际处，从指根到指尖来回推。

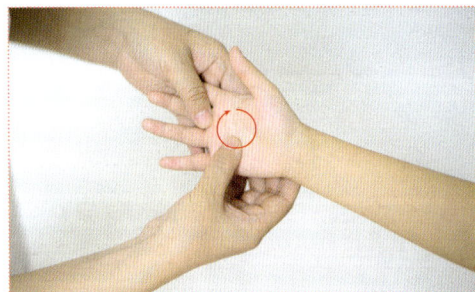

**运内八卦：** 用拇指指腹顺时针推拿内八卦，自乾宫起至兑宫止。

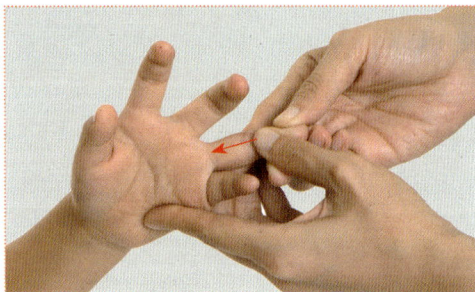

**清肺：** 无名指掌面，用拇指从指尖推至指根。

**盗汗**：运内八卦 10 分钟，揉二人上马 10 分钟，清天河水 10 分钟，平肝 5 分钟。

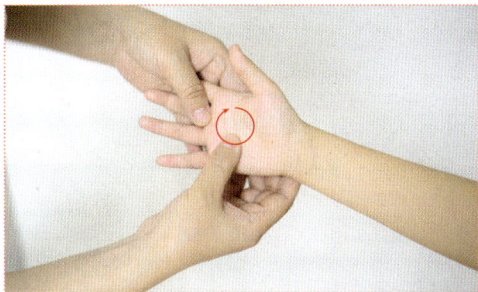

**运内八卦**：用拇指指腹顺时针推拿内八卦，自乾宫起至兑宫止。

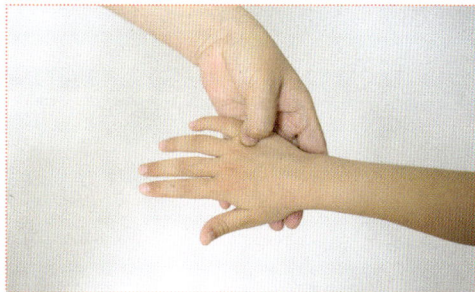

**揉二人上马**：手背无名指及小指掌指关节后陷中，用拇指揉。

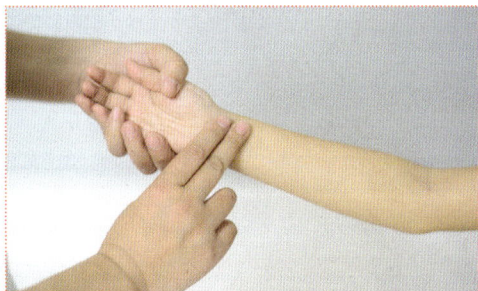

**清天河水**：前臂内侧正中，用食指和中指指腹自腕横纹推向肘横纹。

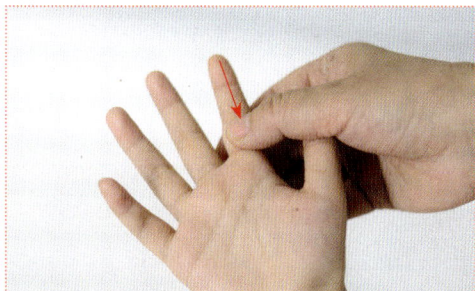

**平肝**：食指掌面，用拇指指腹从指尖推至指根。

●━ **小儿盗汗的护理** ●━━

1. 易盗汗的小儿，应多接触阳光，多进行户外锻炼，以增强体质。

2. 小儿盗汗以后，要及时擦干皮肤并换衣服，避免受凉感冒，注意及时补充水分和盐分。

3. 被褥要经常晾晒，阳光的作用不仅在于加热干燥，还有消毒杀菌的作用。

4. 缺钙引起的盗汗，应适当补充钙、磷、维生素 D 等。

# 遗尿

小儿5岁以上如仍在睡眠过程中不自主排尿，称为遗尿。中医认为，遗尿主要与肾和膀胱的气化功能失调有关，也与脾、肺的宣散传输和肝的疏泄失常有关。小儿先天不足或体质较差，肾气不足或脾肺气虚、肝经湿热，都会造成膀胱失约而遗尿。治疗原则以补益肾气、提升阳气为主。

## ✿ 手部特效穴详解

### 揉二人上马

**定位**：手背无名指及小指掌指关节后陷中。

**手法**：术者一手握小儿四指，使掌心向下，用另一手拇指、中指相对用力揉本穴。

**功效**：滋阴补肾，顺气散结，利水通淋。

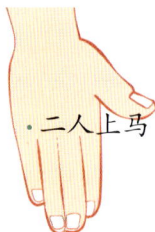

二人上马

### 揉外劳宫

**定位**：掌背正中第三、第四掌骨中间凹陷处，与内劳宫相对。

**手法**：术者一手握小儿手，用另一手拇指或中指按揉本穴。

**功效**：温阳散寒，升阳举陷，发汗解表。

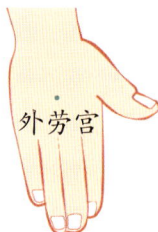

外劳宫

### 清补脾

**定位**：拇指桡侧缘或拇指末节螺纹面。

**手法**：术者一手持小儿手掌，使掌心朝上，将小儿拇指伸直，自指根推至指尖，来回推。

**功效**：健脾胃，清热利湿。

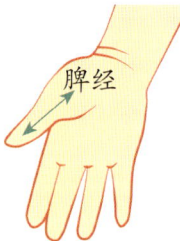

脾经

### 清天河水

**定位**：前臂内侧正中，总筋至洪池成一直线。

**手法**：一手握住小儿手，使掌心向上，用另一手食指和中指指腹自腕横纹推向肘横纹。

**功效**：清心除烦，镇惊安神，退热发表。

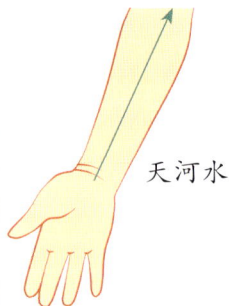

天河水

## 遗尿

【临床表现】睡中遗尿，尿频清长，神疲乏力，面色㿠白，或气短自汗，大便稀溏。

【治疗原则】温补脾肾，固涩小便。

## 【推拿手法】

揉二人上马 20 分钟，清补脾 10 分钟，揉外劳宫 10 分钟。

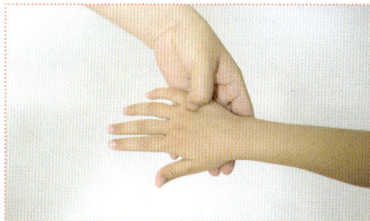

**揉二人上马：** 手背无名指及小指掌指关节后陷中，用拇指揉。

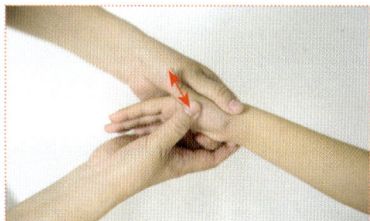

**清补脾：** 拇指桡侧赤白肉际处，从指根到指尖来回推。

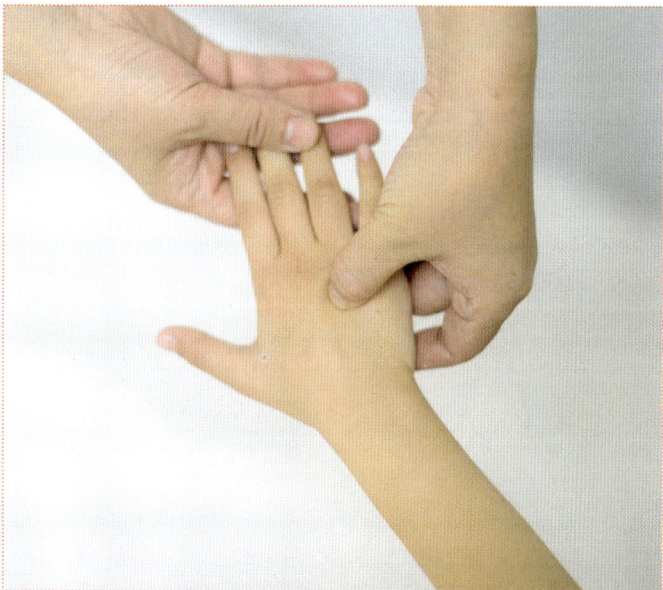

**揉外劳宫：** 掌背正中第三、第四掌骨中间凹陷处，用中指或拇指指腹揉。

## 【对症加减】

如症见小便量少色黄、性情急躁、手足心热者，去揉外劳宫，加平肝 5 分钟，清天河水 10 分钟。

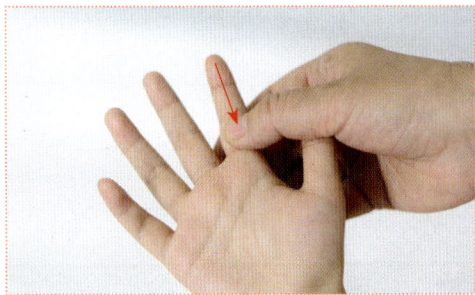

**平肝：** 食指掌面，用拇指指腹从指尖推至指根。

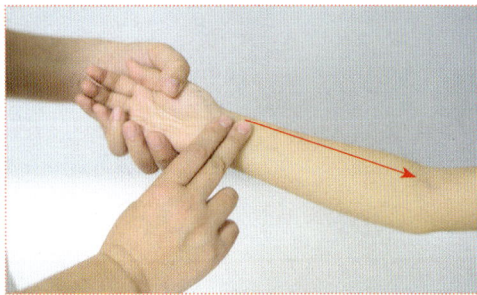

**清天河水：** 前臂内侧正中，用食指和中指指腹自腕横纹推向肘横纹。

## 健康小偏方

**小肚汤：** 取益智、乌药、小茴香各 10 克，装入猪肚内，放入砂锅中，加鸡内金 10 克，一起煮至猪肚烂熟，加入大青盐 10 克，早晚空腹吃猪肚喝汤，连服 5 次。适用于脾肺气虚型遗尿。

**肉苁蓉羊肉粥：** 羊肉（瘦）100 克，粳米 100 克，肉苁蓉 10 克，食盐 1 克，姜末 3 克，葱末 3 克。将肉苁蓉煎汤去渣取汁，加羊肉、粳米同煮作粥，放入食盐、葱末、姜末等调味服食。

**贴敷关元穴：** 菟丝子 30 克，桂枝 12 克，五味子 12 克，车前子 12 克，石菖蒲 20 克，樟脑 3 克。将以上药物研细末，调拌凡士林或姜汁，贴敷穴位，然后温灸。

便秘是指大便干燥坚硬、排便次数减少、间隔时间延长或大便排出困难的一种病症。中医认为婴幼儿便秘的发生，多由于气滞不行、气虚传导无力，或病后体虚，津液耗伤，肠道干涩等原因导致大肠传导功能失常，粪便在肠内停留太久，水分被吸收，从而粪质过于干燥、坚硬。治疗原则以健脾行气、清泄里热、导滞通便为主。

# 便秘

## 手部特效穴详解

### 平肝

**定位**：食指末节掌面。

**手法**：一手托住小儿手，使掌心朝上，用另一手拇指指腹从小儿食指指尖直推至指根。

**功效**：清热、排毒。

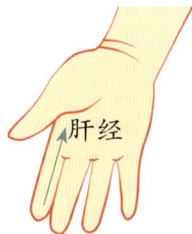

*肝经*

### 清大肠

**定位**：食指桡侧缘，自食指尖到虎口成一直线。

**手法**：一手托住小儿手，露出食指桡侧缘，用另一手拇指指腹由虎口直推至指尖。

**功效**：清利大肠，除湿热。

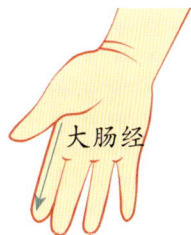

*大肠经*

### 补脾

**定位**：拇指桡侧缘或拇指末节螺纹面。

**手法**：术者一手持小儿小指，用另一手拇指螺纹面旋推本穴。

**功效**：健脾胃，补气血。

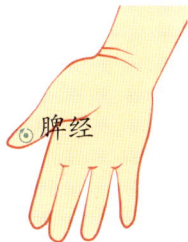

*脾经*

### 推四横纹

**定位**：掌面食指、中指、无名指、小指第一指间关节横纹处。

**手法**：术者一手持小儿手，使掌心向上，用拇指桡侧从食指横纹推向小指横纹处。

**功效**：调中行气，和气血，消胀满。

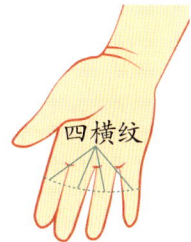

*四横纹*

## 便秘

【临床表现】大便秘结，排便费力，几日一行，重者肛裂出血或脱肛。

【治疗原则】健脾行气，清泄里热。

## 【推拿手法】

**方案一：** 补脾 10 分钟，清大肠 15 分钟，运水入土 10 分钟，平肝 5 分钟。

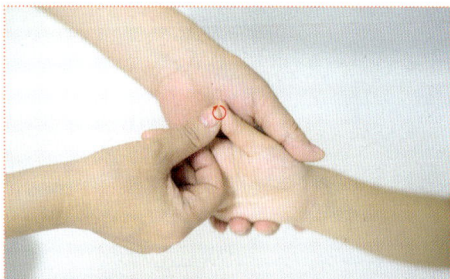

**补脾：** 用拇指指腹旋推孩子拇指上节螺纹面。

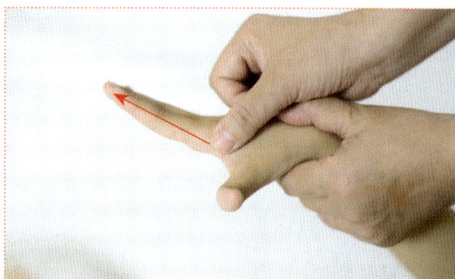

**清大肠：** 食指桡侧缘，自食指尖至虎口成一直线，从指根推向指尖。

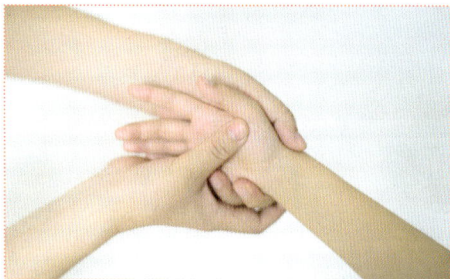

**运水入土：** 沿掌面尺侧缘→小鱼际尺侧缘→腕掌侧横纹→大鱼际桡侧缘→拇指掌面桡侧缘，至拇指指端，用拇指指腹用运法推拿。

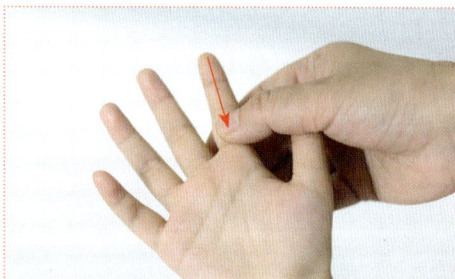

**平肝：** 食指掌面，用拇指指腹从指尖推至指根。

**方案二：** 独揉神阙（即肚脐）10~15 分钟。

## 【 对症加减 】

略带热象者，运水入土 10 分钟，清大肠 15 分钟，平肝、清肺 10 分钟，清天河水 5 分钟；腹胀者加推四横纹 10 分钟。

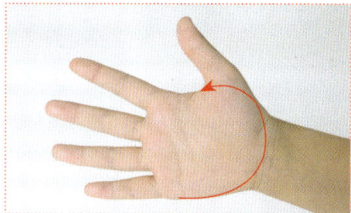

**运水入土：** 沿掌面尺侧缘→小鱼际尺侧缘→腕掌侧横纹→大鱼际桡侧缘→拇指掌面桡侧缘，至拇指指端，用拇指指腹用运法推拿。

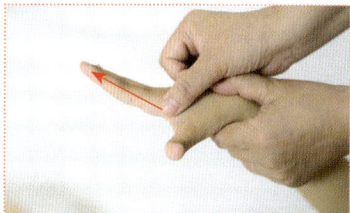

**清大肠：** 食指桡侧缘，自食指尖至虎口成一直线，从指根推向指尖。

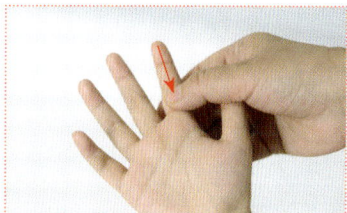

**平肝：** 食指掌面，用拇指指腹从指尖推至指根。

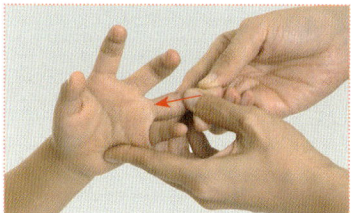

**清肺：** 无名指掌面，用拇指从指尖推至指根。

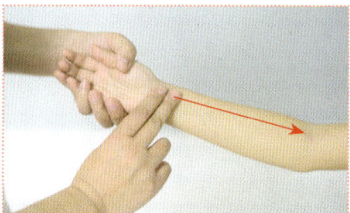

**清天河水：** 前臂内侧正中，用食指和中指指腹自腕横纹推向肘横纹。

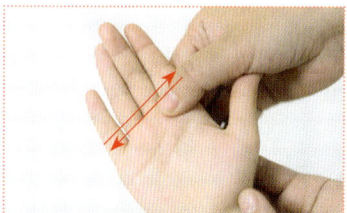

**推四横纹：** 用拇指指腹自食指指根推向小指指根，来回推。

# 腹泻

腹泻是指大便次数增多，粪质稀薄，甚至如水样的一种病症。腹泻是小儿常见病，多见于6个月至2岁的婴幼儿，一年四季均可发病，但以夏秋季多见。轻微的腹泻痊愈较快，但如果腹泻症状重，病程长，则耗伤小儿津液，导致疳病，甚至慢惊风。中医认为，小儿腹泻分为积泻、惊泻、伤泻、冷泻、热泻等多种证型，主要病因为内伤乳食、感受外邪和脾胃虚弱。治疗原则以温中、清热、健脾为主。

## ✿ 手部特效穴详解

### 揉外劳宫

**定位**：掌背正中第三、第四掌骨中间凹陷处，与内劳宫相对。

**手法**：术者一手握小儿手，用另一手拇指或中指按揉本穴。

**功效**：温阳散寒，升阳举陷，发汗解表。

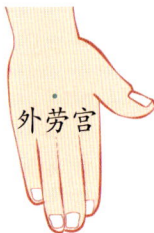

### 清胃

**定位**：拇指掌面近掌端第一节。

**手法**：一手托住小儿手，使掌心朝上，用另一手拇指指腹向指根方向直推。

**功效**：清胃热，降胃气。

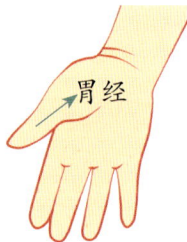

### 清补脾

**定位**：拇指桡侧缘或拇指末节螺纹面。

**手法**：术者一手持小儿手掌，使掌心朝上，将小儿拇指伸直，自指根推至指尖，来回推。

**功效**：健脾胃，清热利湿。

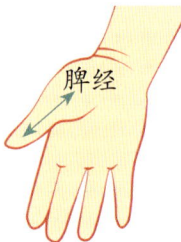

### 清肾

**定位**：小指末节螺纹面。

**手法**：术者一手持小儿小指，用另一手拇指螺纹面由指尖向指根方向直推。

**功效**：清利下焦湿热。

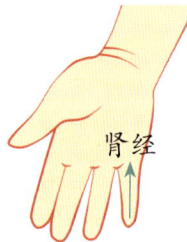

## 脾虚泻

【临床表现】食后作泻，消化不良，大便溏、色淡黄，重则完谷不化，腹胀不渴，面黄肌瘦，不思饮食等。

【治疗原则】健脾止泻。

## 【推拿手法】

**轻症：** 揉外劳宫 10 分钟，清补脾 10 分钟，平肝 5 分钟。

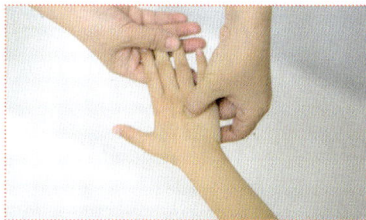

**揉外劳宫：** 掌背正中第三、第四掌骨中间凹处，用中指或拇指指腹揉。

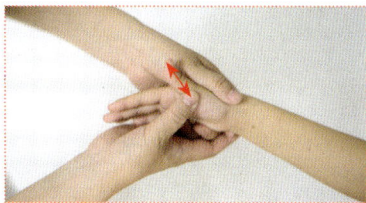

**清补脾：** 拇指桡侧赤白肉际处，从指根到指尖来回推。

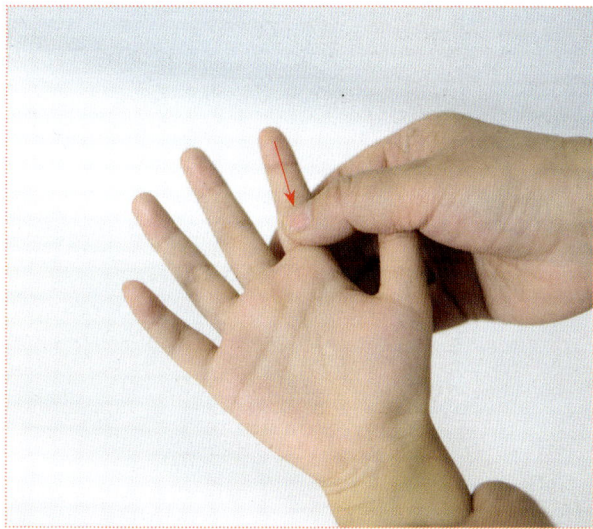

**平肝：** 食指掌面，用拇指指腹从指尖推至指根。

## 【对症加减】

有热者加清天河水 15 分钟。

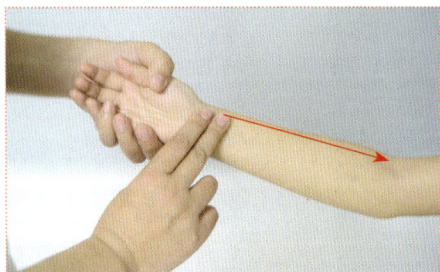

**清天河水：** 前臂内侧正中，用食指和中指指腹自腕横纹推向肘横纹。

**重症：** 揉二人上马 10 分钟，清补脾 10 分钟，清补大肠 15 分钟。

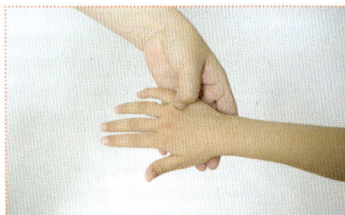

**揉二人上马：** 手背无名指及小指掌指关节后陷中，用拇指揉。

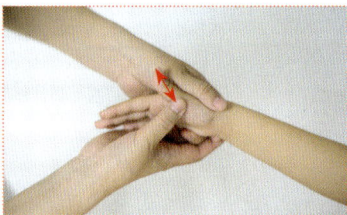

**清补脾：** 拇指桡侧赤白肉际处，从指根到指尖来回推。

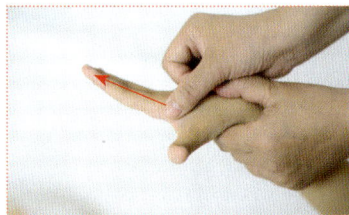

**清补大肠：** 食指桡侧缘，自食指尖至虎口成一直线，从指根至指尖来回推。

## 寒泻

【临床表现】腹痛肠鸣，泄泻清稀，白水泻或色绿，小便清白，面色淡白，口气温和。

【治疗原则】温中止泻。

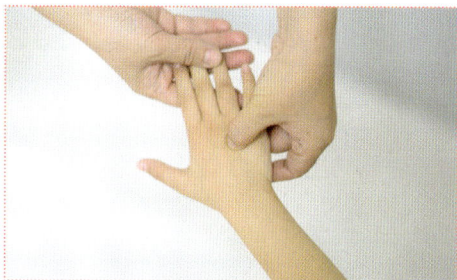

**揉外劳宫**：掌背正中第三、第四掌骨中间凹陷处，用中指或拇指指腹揉。

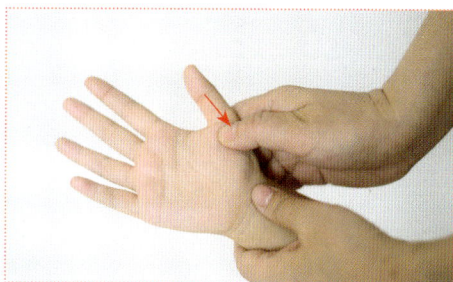

**清胃**：拇指掌面近掌端第一节，用拇指指腹向指根方向直推。

## 伤食泻 ●━━━

【临床表现】口嗳酸气，口渴恶食，腹热胀满，泻时腹痛，泻后痛减，小便赤涩，大便色黄白，或兼呕吐。伤乳泻者，大便色黄白，内有奶瓣，或呈蛋花样。

【治疗原则】健脾助运化，止泻。

## 【推拿手法】

**重症：**大便日十余次，有脱水现象。运内八卦 10 分钟，清胃 15 分钟，利小便（清肾）10 分钟。

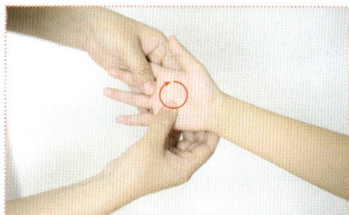

**运内八卦**：用拇指指腹顺时针推拿内八卦，自乾宫起至兑宫止。

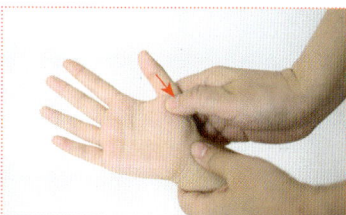

**清胃**：拇指掌面近掌端第一节，用拇指指腹向指根方向直推。

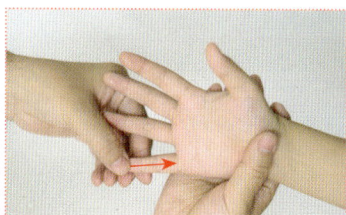

**利小便（清肾）**：小指末节螺纹面，从指尖推向指根。

## 【 对症加减 】

腹痛重者加揉外劳宫 10~15 分钟。

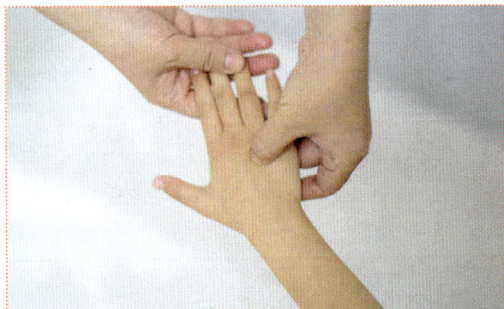

**揉外劳宫：** 掌背正中第三、第四掌骨中间凹陷处，用中指或拇指指腹揉。

**轻症：** 大便日 5~6 次。运内八卦 10 分钟，清胃 15 分钟。

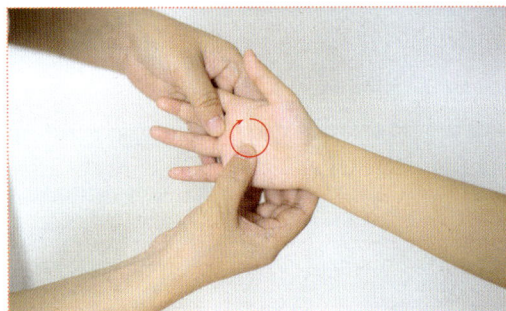

**运内八卦：** 用拇指指腹顺时针推拿内八卦，自乾宫起至兑宫止。

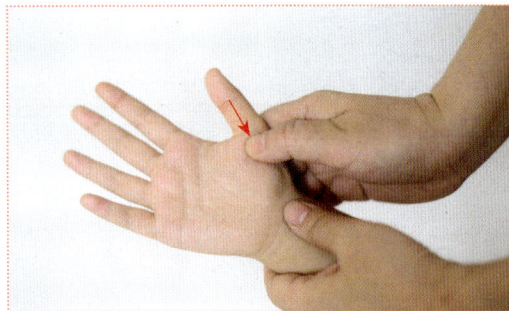

**清胃：** 拇指掌面近掌端第一节，用拇指指腹向指根方向直推。

## 【 对症加减 】

日久邪实兼体虚者，消化不良便黄、脉滑无力者：清胃 10 分钟，运内八卦 10 分钟，揉二人上马 10 分钟，推六腑 10 分钟。

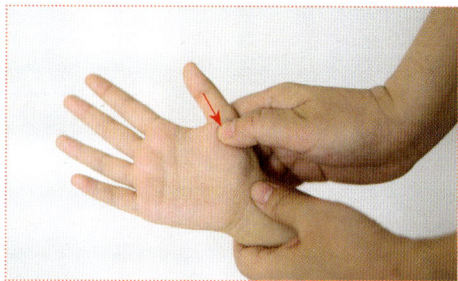

**清胃：**拇指掌面近掌端第一节，用拇指指腹向指根方向直推。

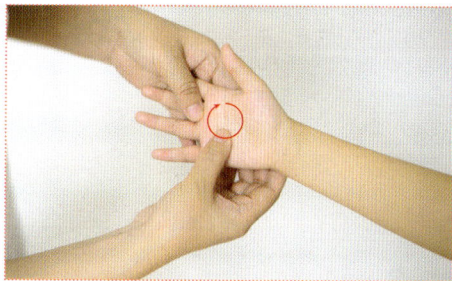

**运内八卦：**用拇指指腹顺时针推拿内八卦，自乾宫起至兑宫止。

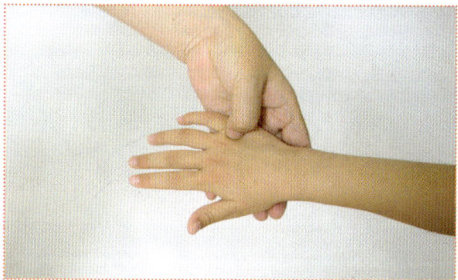

**揉二人上马：**手背无名指及小指掌指关节后陷中，用拇指揉。

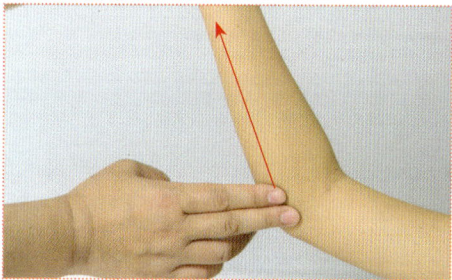

**推六腑：**用食指、中指指腹自肘横纹尺侧端推至腕掌侧横纹尺侧端。

## 热泻

【临床表现】泻时暴注下迫，大便黄赤、泻多黄水，有热臭，口渴烦躁，腹痛身热，肛门灼热。

【治疗原则】清热止泻。

## 【推拿手法】

**方案一：**清脾 10 分钟，清胃 10 分钟，推六腑 15 分钟，清大肠 15 分钟，下推七节骨 1~2 分钟。

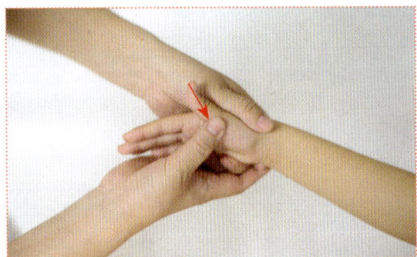

**清脾：** 从指尖推向指根。

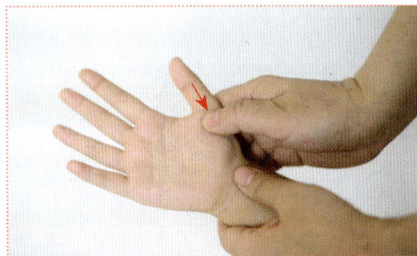

**清胃：** 拇指掌面近掌端第一节，用拇指指腹向指根方向直推。

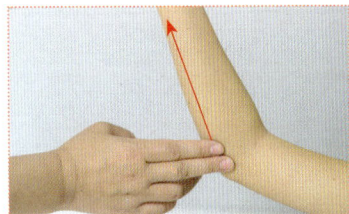

**推六腑：** 用食指、中指指腹自肘横纹尺侧端推至腕掌侧横纹尺侧端。

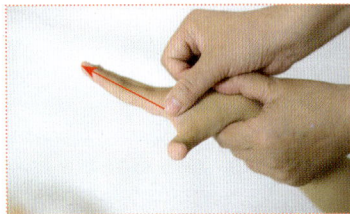

**清大肠：** 食指桡侧缘，自食指尖至虎口成一直线，从指根推向指尖。

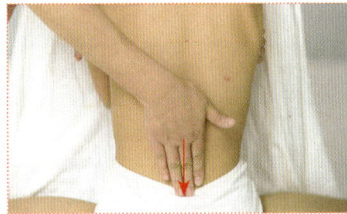

**下推七节骨：** 七节骨位于后正中线上，自第四腰椎至尾椎骨端（长强）成一直线。用拇指桡侧缘自上而下直推。

**方案二：** 运内八卦 10 分钟，清胃 10 分钟，推六腑 15 分钟。

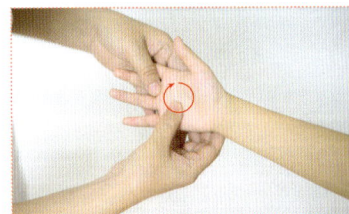

**运内八卦：** 用拇指指腹顺时针推拿内八卦，自乾宫起至兑宫止。

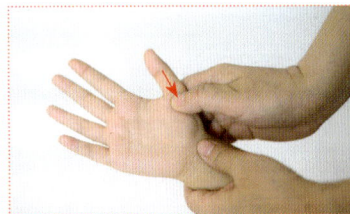

**清胃：** 拇指掌面近掌端第一节，用拇指指腹向指根方向直推。

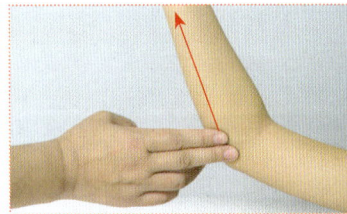

**推六腑：** 用食指、中指指腹自肘横纹尺侧端推至腕掌侧横纹尺侧端。

## 【 对症加减 】

推 1~2 次症状减轻,可酌情改用运内八卦 10 分钟,清胃 15 分钟,清天河水 15 分钟,平肝 5 分钟。

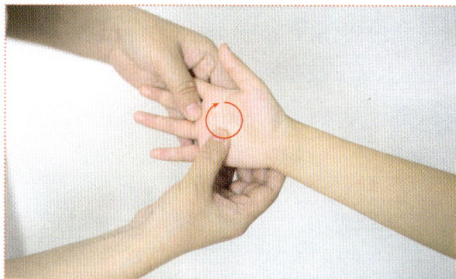

**运内八卦:** 用拇指指腹顺时针推拿内八卦,自乾宫起至兑宫止。

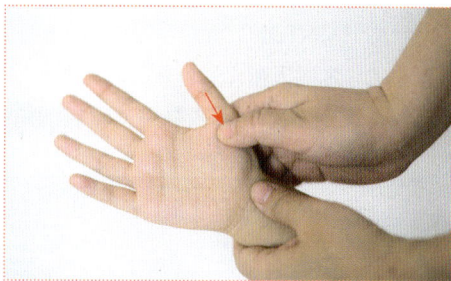

**清胃:** 拇指掌面近掌端第一节,用拇指指腹向指根方向直推。

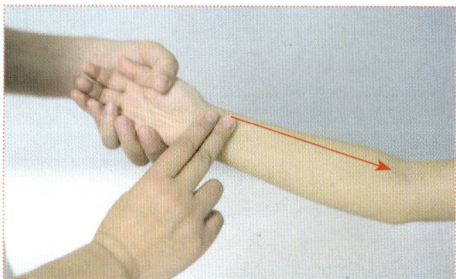

**清天河水:** 前臂内侧正中,用食指和中指指腹自腕横纹推向肘横纹。

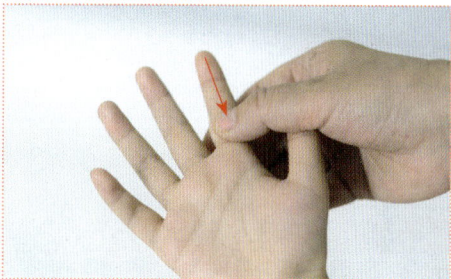

**平肝:** 食指掌面,用拇指指腹从指尖推至指根。

# 痢疾

痢疾是由痢疾杆菌所引起的夏秋季肠道传染病，主要由于恣食生冷，或进食被污染的食物，内伤脾胃，外感暑湿疫疠之邪，而生湿化热，下注于肠，酝酿成痢。临床表现主要有畏寒发热、腹痛、腹泻、里急后重、大便含有脓血等，可分为急性、慢性两种。急性期治疗不充分，以致病程迁延两个月以上者为慢性。

## 手部特效穴详解

### 平肝

**定位：** 食指末节掌面。

**手法：** 一手托住小儿手，使掌心朝上，用另一手拇指指腹从小儿食指指尖直推至指根。

**功效：** 清热、排毒。

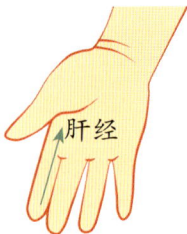

肝经

### 清补大肠

**定位：** 食指桡侧缘，自食指尖到虎口成一直线。

**手法：** 一手托住小儿手，露出食指桡侧缘，用另一手拇指指腹由虎口至指尖来回推。

**功效：** 清利大肠，除湿热。

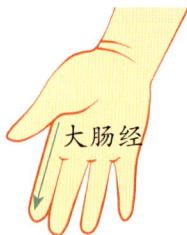

大肠经

### 揉二人上马

**定位：** 手背无名指及小指掌指关节后陷中。

**手法：** 术者一手握小儿四指，使掌心向下，用另一手拇指、中指相对用力揉本穴。

**功效：** 滋阴补肾，顺气散结，利水通淋。

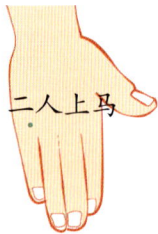

二人上马

### 揉外劳宫

**定位：** 掌背正中第三、第四掌骨中间凹陷处，与内劳宫相对。

**手法：** 术者一手握小儿手，用另一手拇指或中指按揉本穴。

**功效：** 温阳散寒，升阳举陷，发汗解表。

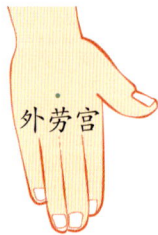

外劳宫

## 慢性痢疾

【临床表现】腹痛、腹泻反复发作，或大便次数较多而脓血便不明显。

【治疗原则】补中益气，清肠固涩。

## 【推拿手法】

**方案一**：平肝 5 分钟，揉外劳宫 15 分钟，清补大肠 15 分钟，揉二人上马 10 分钟。

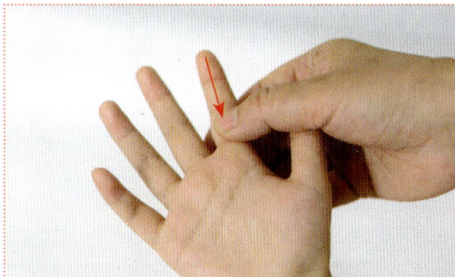

**平肝**：食指掌面，用拇指指腹从指尖推至指根。

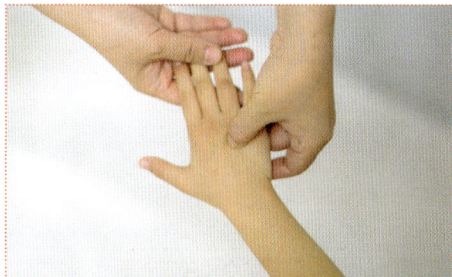

**揉外劳宫**：掌背正中第三、第四掌骨中间凹陷处，用中指或拇指指腹揉。

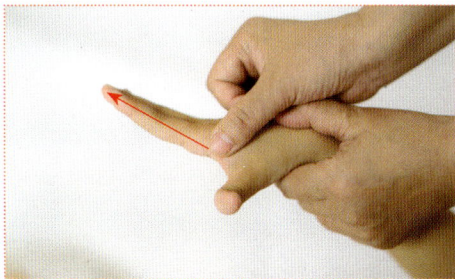

**清补大肠**：食指桡侧缘，自食指尖至虎口成一直线，从指根至指尖来回推。

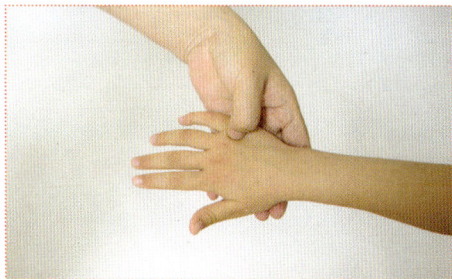

**揉二人上马**：手背无名指及小指掌指关节后陷中，用拇指揉。

**方案二：** 清补大肠，独穴推 40 分钟效果好。

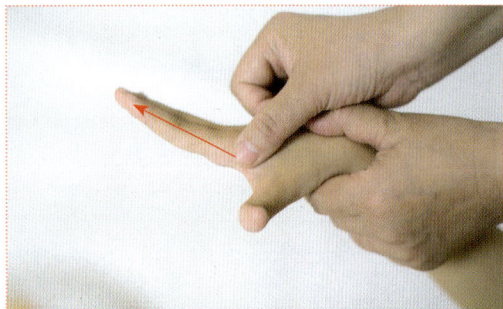

**清补大肠：** 食指桡侧缘，自食指尖至虎口成一直线，从指根至指尖来回推。

### 急性痢疾——白痢

**【临床表现】** 症见痢下色白，肠鸣腹痛，面唇青白，渴喜热饮，小便清白。

**【治疗原则】** 温中化湿，利气调中。

### 【推拿手法】

清补脾 10 分钟，揉外劳宫 10 分钟，清补大肠 15 分钟。

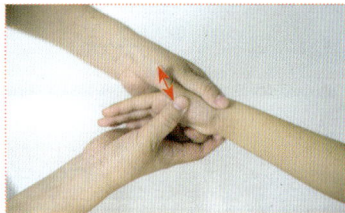

**清补脾：** 拇指桡侧赤白肉际处，从指根到指尖来回推。

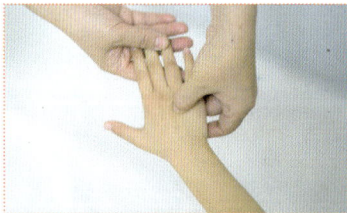

**揉外劳宫：** 掌背正中第三、第四掌骨中间凹陷处，用中指或拇指指腹揉。

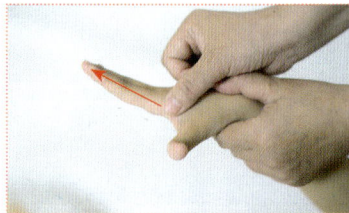

**清补大肠：** 食指桡侧缘，自食指尖至虎口成一直线，从指根至指尖来回推。

## 【对症加减】

有热者加清天河水 20 分钟，平肝 5 分钟；体虚者加揉二人上马 10 分钟。

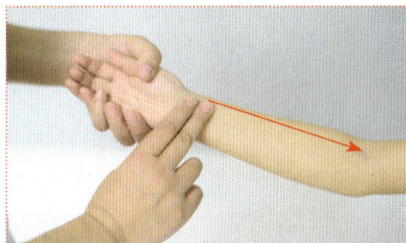

**清天河水：** 前臂内侧正中，用食指和中指指腹自腕横纹推向肘横纹。

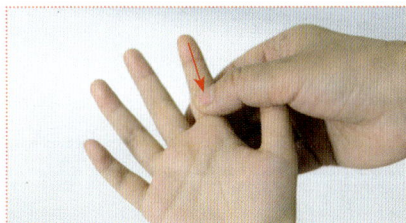

**平肝：** 食指掌面，用拇指指腹从指尖推至指根。

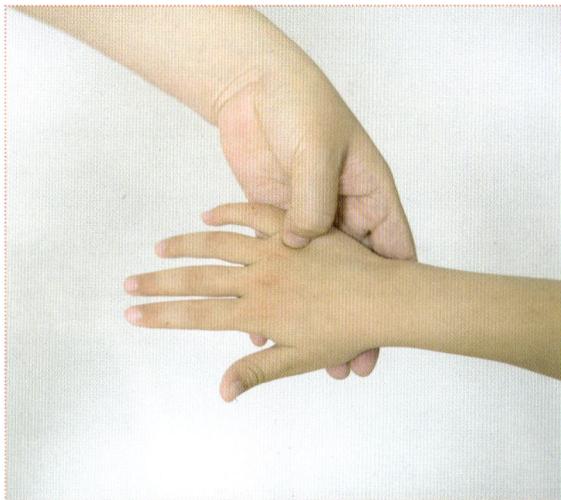

**揉二人上马：** 手背无名指及小指掌指关节后陷中，用拇指揉。

### ●──── 急性痢疾——赤痢 ────●

【临床表现】症见痢下色赤，腹痛，里急后重，烦渴引饮，喜冷恶热，小便短赤，舌赤唇干。

【治疗原则】清肠泄热，化湿通滞，先清后补。

## 【推拿手法】

**体温高时方案一：** 清脾 10 分钟，清胃 10 分钟，清大肠 15 分钟，推六腑 15 分钟，清肾 5 分钟，下推七节骨 1~2 分钟。

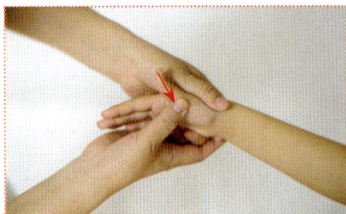

**清脾：** 从指尖推向指根。

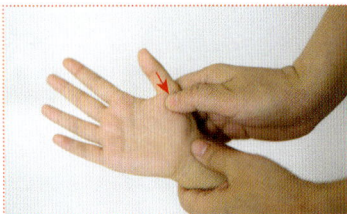

**清胃：** 拇指掌面近掌端第一节，用拇指指腹向指根方向直推。

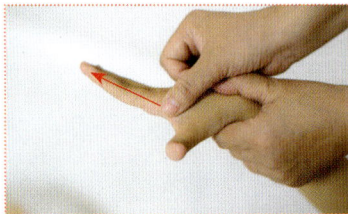

**清大肠：** 食指桡侧缘，自食指尖至虎口成一直线，从指根推向指尖。

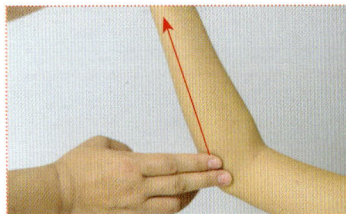

**推六腑：** 用食指、中指指腹自肘横纹尺侧端推至腕掌侧横纹尺侧端。

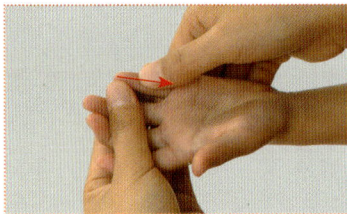

**清肾经：** 小指末螺纹面，从指尖推向指根。

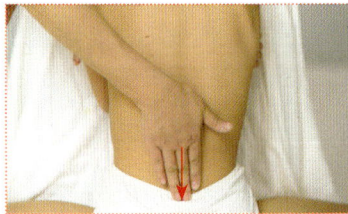

**下推七节骨：** 七节骨位于后正中线上，自第四腰椎至尾椎骨端（长强）成一直线。用拇指桡侧缘自上而下直推。

**方案二：** 平肝5分钟，清大肠15分钟，运内八卦10分钟，推六腑15分钟，下推七节骨1~2分钟。

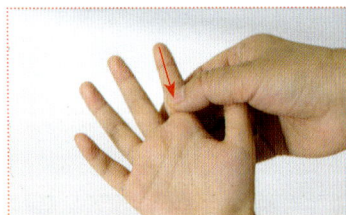

**平肝：** 食指掌面，用拇指指腹从指尖推至指根。

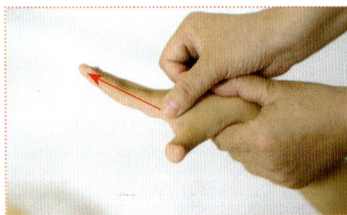

**清大肠：** 食指桡侧缘，自食指尖至虎口成一直线，从指根推向指尖。

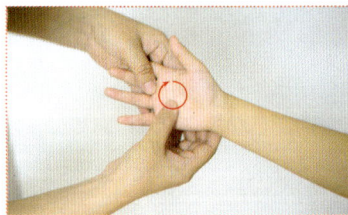

**运内八卦：** 用拇指指腹顺时针推拿内八卦，自乾宫起至兑宫止。

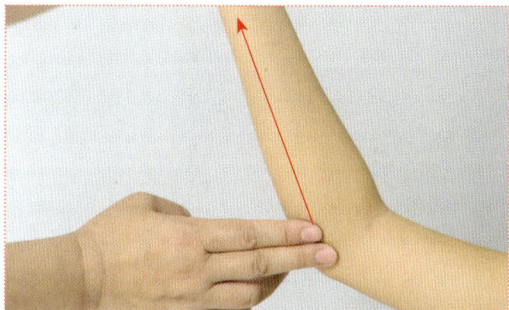

**推六腑：** 用食指、中指指腹自肘横纹尺侧端推至腕掌侧横纹尺侧端。

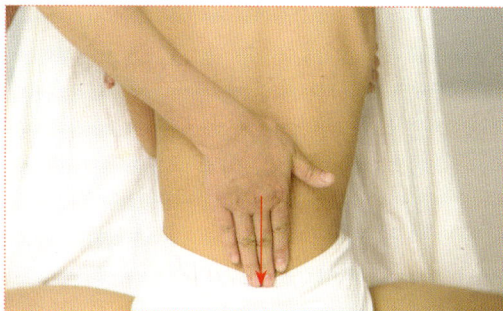

**下推七节骨：** 七节骨位于后正中线上，自第四腰椎至尾椎骨端（长强）成一直线。用拇指桡侧缘自上而下直推。

## 【 体温退后 】

**方案一：** 清大肠，独穴推 40 分钟。

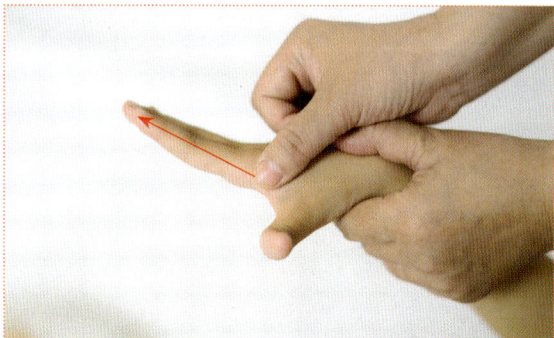

**清大肠：** 食指桡侧缘，自食指尖至虎口成一直线，从指根推向指尖。

**方案二：** 清补大肠 15 分钟，运水入土 10 分钟，清肾 10 分钟。

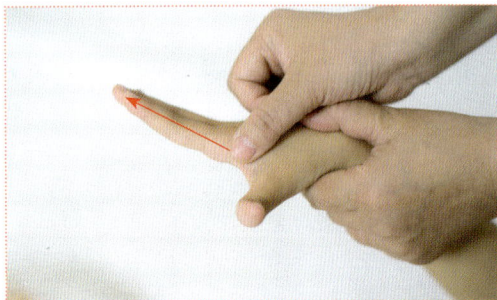

**清补大肠：**食指桡侧缘，自食指尖至虎口成一直线，从指根至指尖来回推。

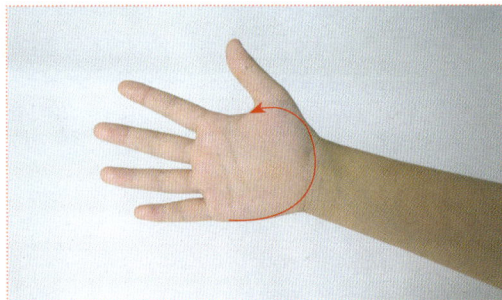

**运水入土：**沿掌面尺侧缘→小鱼际尺侧缘→腕掌侧横纹→大鱼际桡侧缘→拇指掌面桡侧缘，至拇指指端，用拇指指腹用运法推拿。

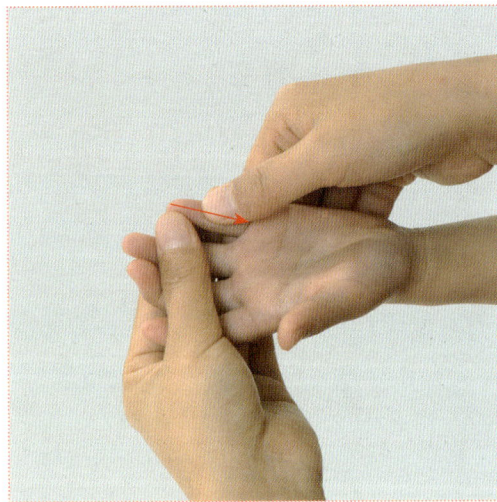

**清肾经：**小指末节螺纹面，从指尖推向指根。

小儿外感时邪，最易化热，热熬津液，凝结为痰，痰闭心包，蒙闭清窍；小儿乳食积滞，郁结肠胃，停留成痰，因痰生热，因热生风，风热相煽，血气并走于上，则神昏谵妄、抽搐等症发作；小儿大惊猝恐，因惊则伤心，恐则伤肾，心藏神、肾藏志，神志不宁，肝风煽动，即出现惊厥，故急惊风是属阳、属热的实证。

# 急惊风

## 手部特效穴详解

### 推六腑

**定位**：前臂尺侧，肘至阴池成一直线。

**手法**：一手握住小儿手腕，用另一手食指、中指指腹自肘横纹尺侧端推至腕掌侧横纹尺侧端。

**功效**：清热解毒，消肿止痛。

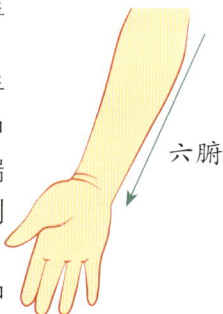

六腑

### 掐五指节

**定位**：五指各关节。

**手法**：一手托住小儿手，使其手背向上，用另一手拇指指甲依次从拇指掐至小指，掌背、掌面均可。

**功效**：安神镇惊，祛风痰，通关窍。

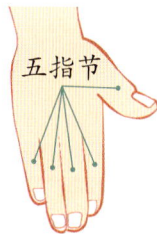

五指节

### 揉膊阳池

**定位**：手背一窝风上3寸，与内间使相对处。

**手法**：术者一手握小儿手腕，使掌背向上，用另一手拇指或中指揉本穴。

**功效**：止头痛，通大便，利小便。

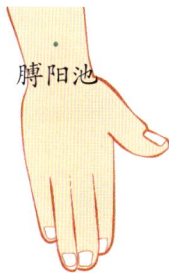

膊阳池

### 捣小天心

**定位**：大、小鱼际交接处凹陷中，内劳宫之下，总筋之上。

**手法**：术者一手持小儿四指，使掌心向上，用另一手拇指甲掐本穴。

**功效**：清热镇惊，利尿明目。

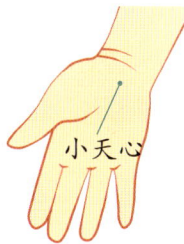

小天心

## 急惊风

【临床表现】呕吐发热，烦躁不安，睡眠惊醒，或摇头弄舌，咬牙啮齿，时发惊啼。神志昏迷，牙关紧闭，大便秘结，小便涩难，手足抽搐等。

【治疗原则】开窍镇惊，清热息风。

## 【推拿手法】

抽风缓解后，推六腑 20 分钟，平肝、清肺 10 分钟，清天河水 10 分钟，捣小天心 5 分钟。

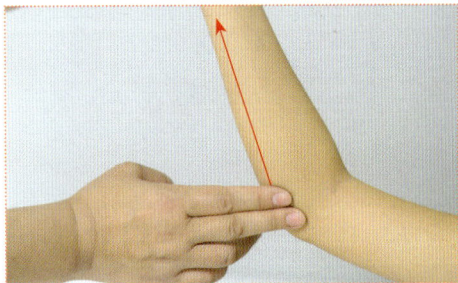

**推六腑：**用食指、中指指腹自肘横纹尺侧端推至腕掌侧横纹尺侧端。

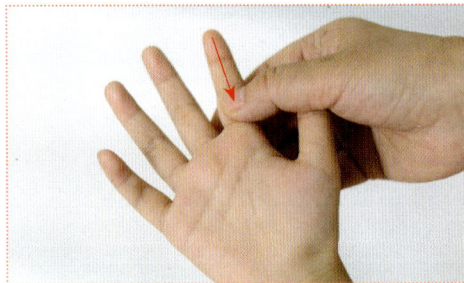

**平肝：**食指掌面，用拇指指腹从指尖推至指根。

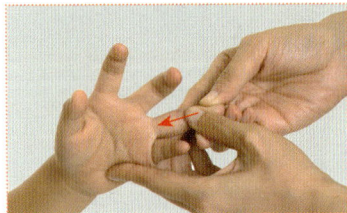

**清肺：**无名指掌面，用拇指从指尖推至指根。

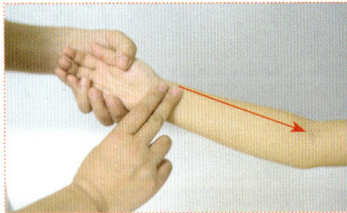

**清天河水：**前臂内侧正中，用食指和中指指腹自腕横纹推向肘横纹。

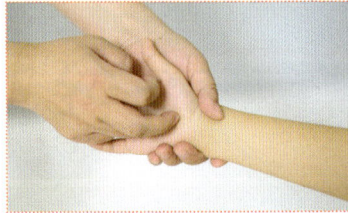

**捣小天心：**屈曲中指，以第一指间关节捣大、小鱼际交界处凹陷中。

## 【 对症加减 】

胸闷加运内八卦 10 分钟；头痛或角弓反张加揉膊阳池 10 分钟，掐精宁、威灵，掐五指节（每节掐 5 次）。急救取穴，缓解痉挛可用：拿列缺，掐人中。

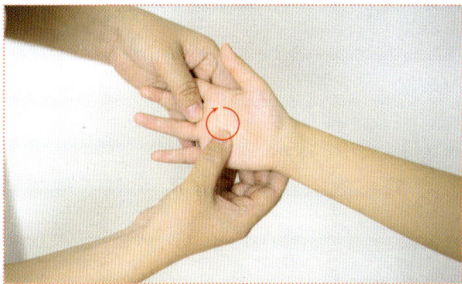

**运内八卦：** 用拇指指腹顺时针推拿内八卦，自乾宫起至兑宫止。

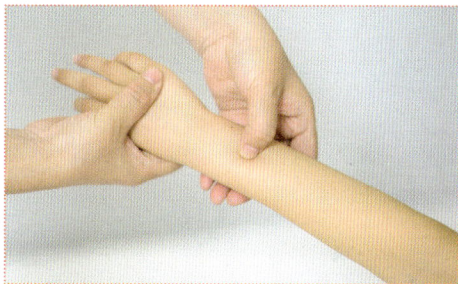

**揉膊阳池：** 膊阳池在手背一窝风上 3 寸凹陷处，用拇指和中指指端相对用力揉。

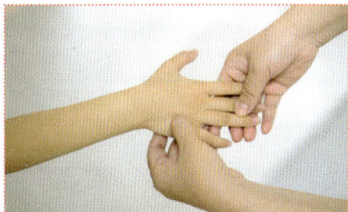

**掐精宁：** 手背第四、五掌骨歧缝间，用拇指甲掐揉。

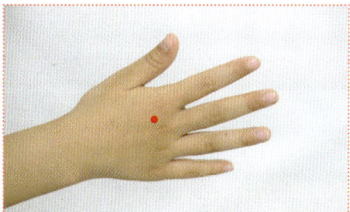

**掐威灵：** 手背二、三掌骨歧缝间，用拇指甲掐揉。

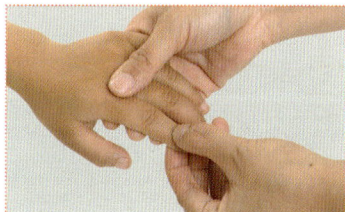

**掐五指节：** 用拇指指甲掐揉五指各关节。

# 慢惊风

慢惊风多属虚证。中医认为病因有三种。脾肾阳虚：小儿禀赋虚弱，吐泻久痢，损伤脾胃，肝木乘虚而发；急惊风误治：急惊风误用攻伐或多服寒凉，损伤脾胃，未能根治，转成慢惊风；先天不足：体质虚弱，一病即成慢惊风。

## 手部特效穴详解

### 平肝

**定位**：食指末节掌面。

**手法**：一手托住小儿手，使掌心朝上，用另一手拇指指腹从小儿食指指尖直推至指根。

**功效**：清热、排毒。

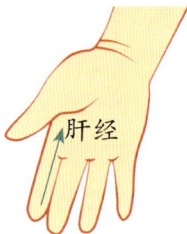

### 揉二人上马

**定位**：手背无名指及小指掌指关节后陷中。

**手法**：术者一手握小儿四指，使掌心向下，用另一手拇指、中指相对用力揉本穴。

**功效**：滋阴补肾，顺气散结，利水通淋。

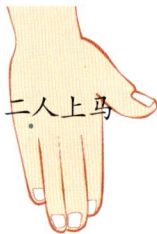

### 清补大肠

**定位**：食指桡侧缘，自食指尖到虎口成一直线。

**手法**：一手托住小儿手，露出食指桡侧缘，用另一手拇指指腹由虎口至指尖来回推。

**功效**：清利大肠，除湿热。

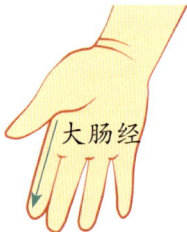

### 揉外劳宫

**定位**：掌背正中第三、第四掌骨中间凹陷处，与内劳宫相对。

**手法**：术者一手握小儿手，用另一手拇指或中指按揉本穴。

**功效**：温阳散寒，升阳举陷，发汗解表。

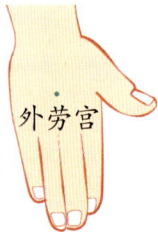

## 慢惊风 ●

【临床表现】面色淡黄或青白，形羸神疲，手足抽搐，缓而无力，时作时止，昏睡露睛，肢冷，便溏等。

【治疗原则】扶元固本、培补中气为主，兼以平肝息风。

## 【推拿手法】

揉膊阳池 10 分钟，揉二人上马 15 分钟，补脾 10 分钟，捣小天心 5 分钟，平肝 5 分钟。

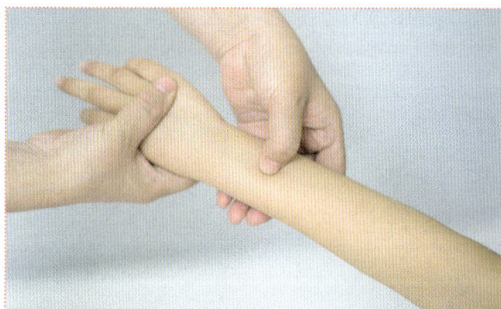

**揉膊阳池：** 膊阳池在手背一窝风上 3 寸凹陷处，用拇指和中指指端相对用力揉。

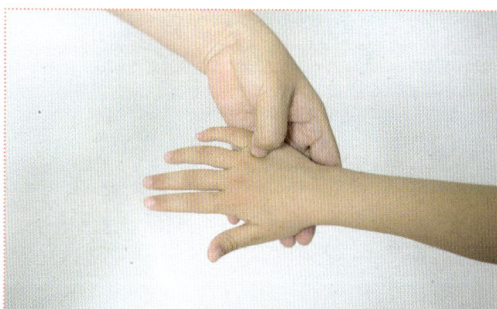

**揉二人上马：** 手背无名指及小指掌指关节后陷中，用拇指揉。

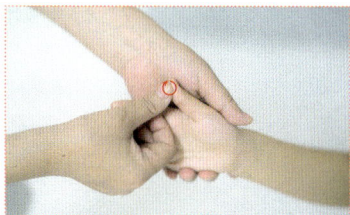

**补脾：** 拇指上节螺纹面，用拇指指腹旋推。

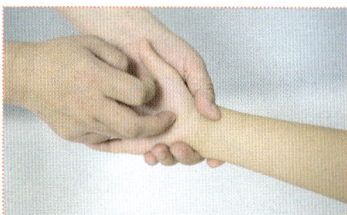

**捣小天心：** 屈曲中指，以第 1 指间关节捣大、小鱼际交界处凹陷中。

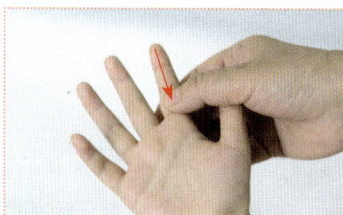

**平肝：** 食指掌面，用拇指指腹从指尖推至指根。

## 【 对症加减 】

痰盛加运内八卦 10 分钟，揉掌小横纹 10 分钟；腹痛加揉外劳宫 10 分钟。

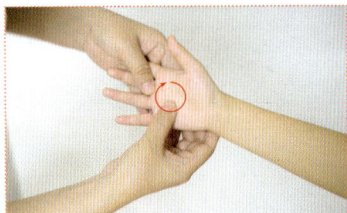

**运内八卦：**用拇指指腹顺时针推拿内八卦，自乾宫起至兑宫止。

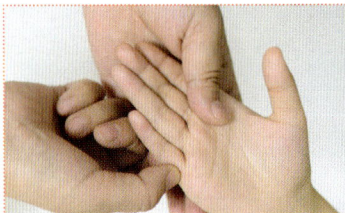

**揉掌小横纹：**掌小横纹在掌面小指根下，尺侧掌纹头，用拇指指端揉。

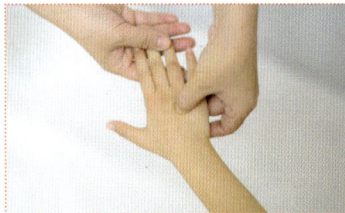

**揉外劳宫：**掌背正中第三、第四掌骨中间凹处，用中指或拇指指腹揉。

## 【 对症加减 】

腹痛腹泻，完谷不化改用揉外劳宫 15 分钟，补脾 10 分钟，清补大肠 10 分钟，平肝（或捣小天心）5 分钟。

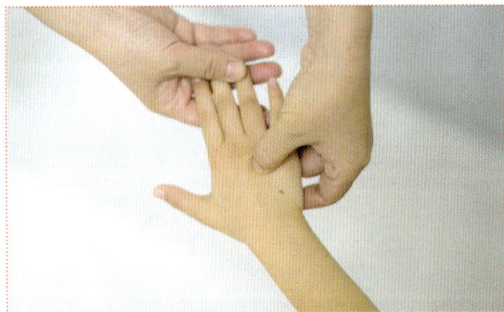

**揉外劳宫：**掌背正中第三、第四掌骨中间凹陷处，用中指或拇指指腹揉。

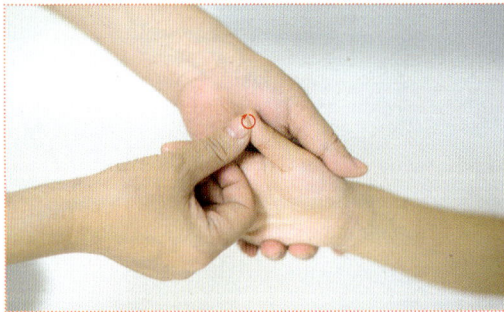

**补脾：**拇指上节螺纹面，用拇指指腹旋推。

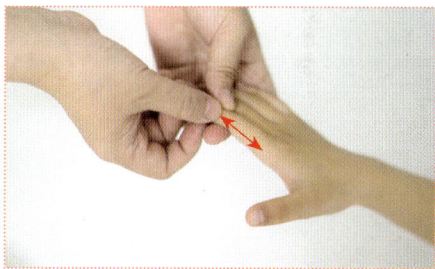

**清补大肠：** 食指桡侧缘，自食指尖至虎口成一直线，从指根至指尖来回推。

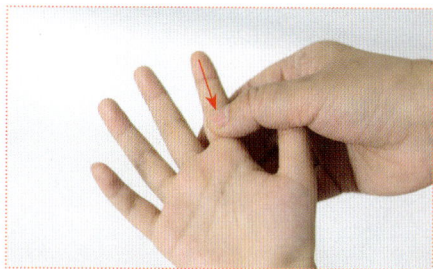

**平肝：** 食指掌面，用拇指指腹从指尖推至指根。

## 【 对症加减 】

推拿结束后均掐五指节，掐精宁、威灵。抽风缓解后禁睡。

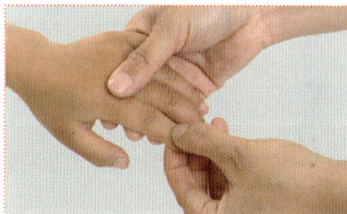

**掐五指节：** 用拇指指甲掐揉五指各关节。

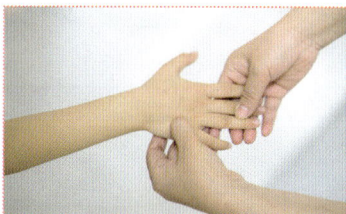

**掐精宁：** 手背第四、五掌骨歧缝间，用拇指甲掐揉。

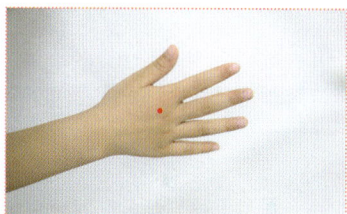

**掐威灵：** 手背二、三掌骨歧缝间，用拇指甲掐揉。

# 癫痫

癫痫有因先天脑部神经发育不全者，有因后天脑部受伤者，亦有由患者的父母遗传而来的。发作的情况，大致可分两种，即轻型（小发作）和重型（大发作）。凡是癫痫的小儿多智力不全，或者痴愚，或性情暴躁。若在幼儿期间不能治愈，对脑的发育影响很大。

## 手部特效穴详解

### 捣小天心

**定位**：大、小鱼际交接处凹陷中，内劳宫之下，总筋之上。

**手法**：术者一手持小儿四指，使掌心向上，用另一手拇指甲掐本穴。

**功效**：清热镇惊，利尿明目。

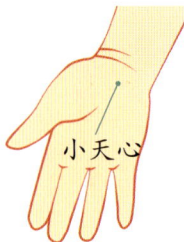

小天心

### 平肝

**定位**：食指末节掌面。

**手法**：一手托住小儿手，使掌心朝上，用另一手拇指指腹从食指指尖直推至指根。

**功效**：清热、排毒。

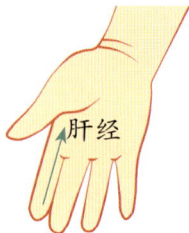

肝经

### 掐五指节

**定位**：五指各关节。

**手法**：一手托住小儿手，使其手背向上，用另一手拇指指甲依次从拇指掐至小指，掌背、掌面均可。

**功效**：安神镇惊，祛风痰，通关窍。

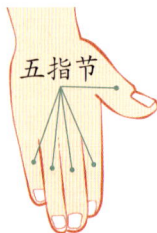

五指节

### 推六腑

**定位**：前臂尺侧，肘至阴池成一直线。

**手法**：一手握住小儿手腕，用另一手食指、中指指腹自肘横纹尺侧端推至腕掌侧横纹尺侧端。

**功效**：清热解毒，消肿止痛。

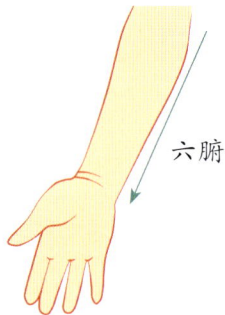

六腑

## •癫痫（羊痫风）•

【临床表现】重型患者发作时面色骤变，不省人事，眼球上翻，全身肌肉搐搦，遂即跌倒，口吐泡沫，甚至咬舌，大小便失禁，渐渐安静，清醒过来即可恢复正常；轻型多为短暂失去知觉或仅有两目直视，肌肉抽搐较轻，但每日发作数次，也有多日发作一次的。

【治疗原则】平肝息风止痉，醒脑开窍。

## 【推拿手法】

**重型：**平肝 5 分钟，清补脾 10 分钟，推六腑 15 分钟，捣小天心 10 分钟，掐五指节一遍。

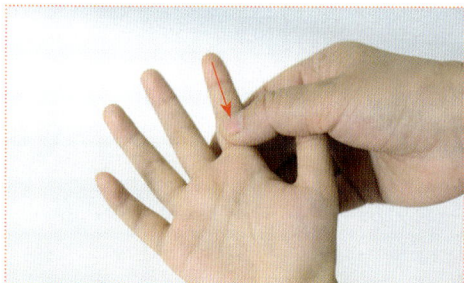

**平肝：** 食指掌面，用拇指指腹从指尖推至指根。

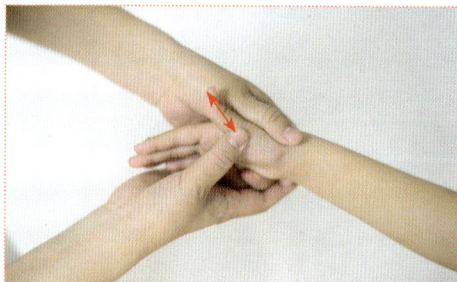

**清补脾：** 拇指桡侧赤白肉际处，从指根到指尖来回推。

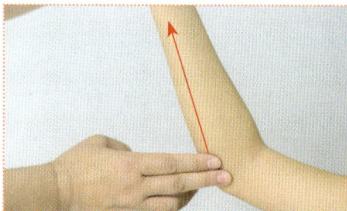

**推六腑：** 用食指、中指指腹自肘横纹尺侧端推至腕掌侧横纹尺侧端。

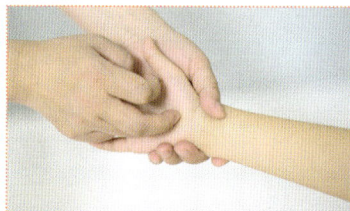

**捣小天心：** 屈曲中指，以第一指间关节捣大、小鱼际交界处凹陷中。

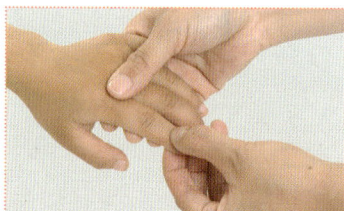

**掐五指节：** 用拇指指甲掐揉五指各关节。

**轻型：** 平肝 5 分钟，清补脾 10 分钟，揉二人上马 10 分钟，捣小天心 10 分钟，掐五指节一遍。

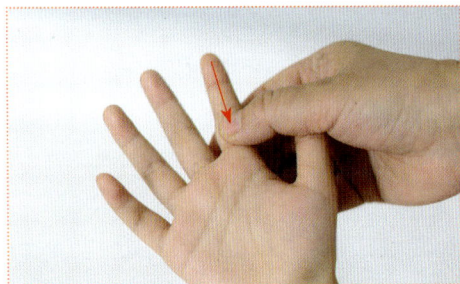

**平肝：** 食指掌面，用拇指指腹从指尖推至指根。

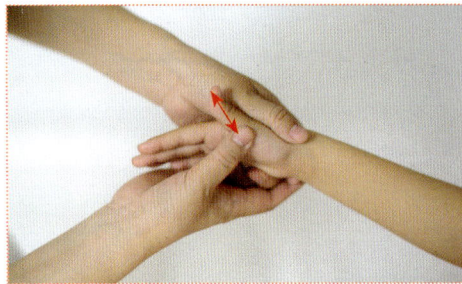

**清补脾：** 拇指桡侧赤白肉际处，从指根到指尖来回推。

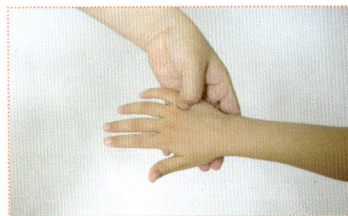

**揉二人上马：** 手背无名指及小指掌指关节后陷中，用拇指揉。

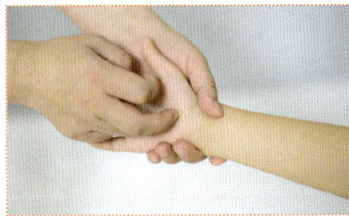

**捣小天心：** 屈曲中指，以第一指间关节捣大、小鱼际交界处凹陷中。

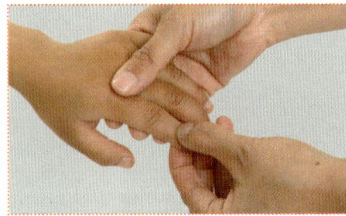

**掐五指节：** 用拇指指甲掐揉五指各关节。

水痘是由病毒引起的具有传染性的急性发作性疾病。其多因外感风温时疫，内蕴湿热而致，时邪与湿热相搏，外透肌表，故有皮肤水痘布露。

# 水痘

## 手部特效穴详解

### 清肺

**定位**：无名指掌面。

**手法**：一手托住小儿手，使掌心朝上，用另一手拇指指腹从小儿无名指指尖直推至指根。

**功效**：宣肺清热，疏风解表，化痰止咳。

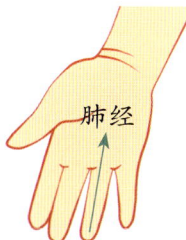

肺经

### 清天河水

**定位**：前臂内侧正中，总筋至洪池成一直线。

**手法**：一手握住小儿手，使掌心向上，用另一手食指和中指指腹自腕横纹推向肘横纹。

**功效**：清心除烦，镇惊安神，退热发表。

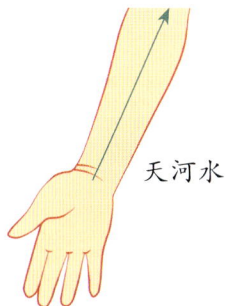

天河水

### 清胃

**定位**：拇指掌面近掌端第一节。

**手法**：一手托住小儿手，使掌心朝上，用另一手拇指指腹向指根方向直推。

**功效**：清胃热，降胃气。

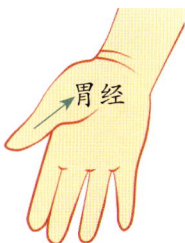

胃经

### 推六腑

**定位**：前臂尺侧，肘至阴池成一直线。

**手法**：一手握住小儿手腕，用另一手食指、中指指腹自肘横纹尺侧端推至腕掌侧横纹尺侧端。

**功效**：清热解毒，消肿止痛。

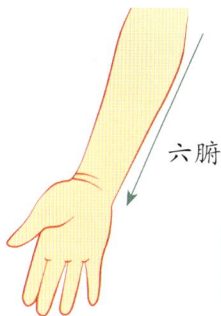

六腑

## 水痘

**【临床表现】** 初起有感冒症状，同时或 1~2 天后发热，出现大小不一的疱疹，大如豌豆，小如绿豆，内含水液。可由清澈如珠而变为暗红色。边缘不完全整齐，周围有红晕，呈椭圆形，中央凹陷不著，有痒感。痘疹多是向心性分布，出疹顺序先后不一，此起彼落。因此，皮肤的丘疹、疱疹、干痂往往同时并见。

**【治疗原则】** 清热解毒，发表透疹。

## 【推拿手法】

清肺 10 分钟，清胃 10 分钟，清天河水 20 分钟。

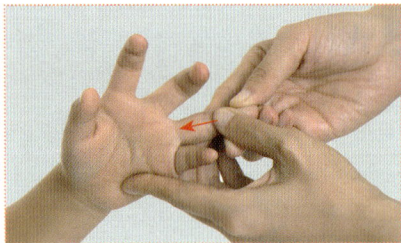

**清肺：** 无名指掌面，用拇指指腹从指尖推至指根。

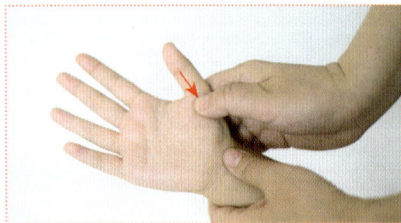

**清胃：** 拇指掌面近掌端第一节，用拇指指腹向指根方向直推。

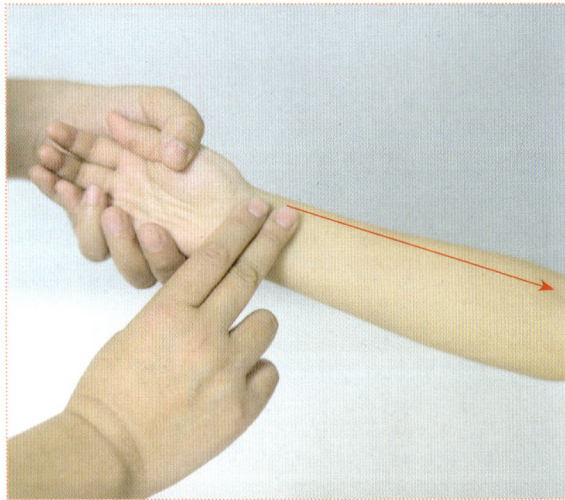

**清天河水：** 前臂内侧正中，用食指和中指指腹自腕横纹推向肘横纹。

## 【对症加减】

热重者，去清天河水，改用推六腑 30 分钟；头痛加揉膊阳池 10 分钟；呕吐加揉板门 10 分钟。

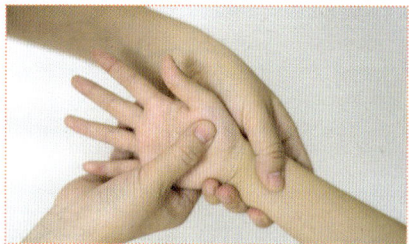

**揉板门：** 手掌大鱼际平面，用拇指指腹揉。

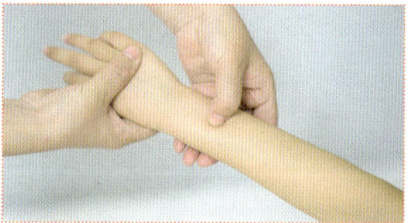

**揉膊阳池：** 膊阳池在手背一窝风上 3 寸凹陷处，用拇指和中指指端相对用力揉。

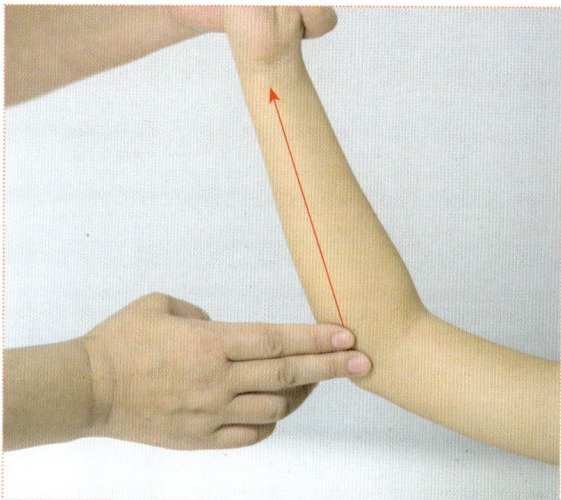

**推六腑：** 用食指、中指指腹自肘横纹尺侧端推至腕掌侧横纹尺侧端。

# 流行性腮腺炎

流行性腮腺炎，俗称"痄腮"，是由病毒引起的一种传染病，一年四季均可发病，但以冬春季多见，4~15岁儿童发病率较高。本病的潜伏期为7天，传染性比较强，常在幼儿园和小学中发生流行。按摩治疗以疏风清热、散结消肿为主。

## 手部特效穴详解

### 清胃

**定位**：拇指掌面近掌端第一节。

**手法**：一手托住小儿手，使掌心朝上，用另一手拇指指腹向指根方向直推。

**功效**：清胃热，降胃气。

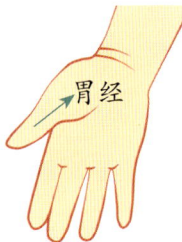

胃经

### 清天河水

**定位**：前臂内侧正中，总筋至洪池成一直线。

**手法**：一手握住小儿手，使掌心向上，用另一手食指和中指指腹自腕横纹推向肘横纹。

**功效**：清心除烦，镇惊安神，退热发表。

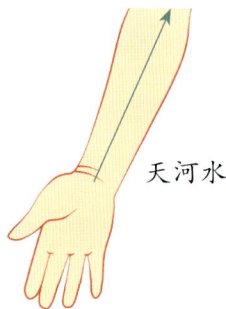

天河水

### 推六腑

**定位**：前臂尺侧，肘至阴池成一直线。

**手法**：一手握住小儿手腕，用另一手食指、中指指腹自肘横纹尺侧端推至腕掌侧横纹尺侧端。

**功效**：清热解毒，消肿止痛。

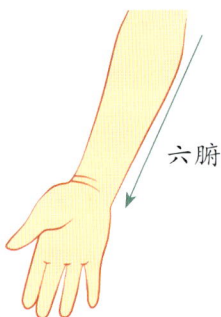

六腑

### 揉二人上马

**定位**：手背无名指及小指掌指关节后陷中。

**手法**：术者一手握小儿四指，使掌心向下，用另一手拇指、中指相对用力揉本穴。

**功效**：滋阴补肾，顺气散结，利水通淋。

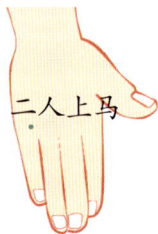

二人上马

## 痄腮（腮腺炎）

【临床表现】发病时，先恶寒发热，恶心呕吐，头痛，嗓子痛，继之一侧或两侧腮腺部肿胀，以耳垂为中心漫肿，酸但不痛，或疼痛，咀嚼或说话时疼痛加重，舌苔黄腻，有时可并发睾丸炎、脑膜炎。

【治疗原则】清热解毒。

## 【推拿手法】

推六腑 20 分钟，清胃 10 分钟。每日 1 次，推三四次可消。

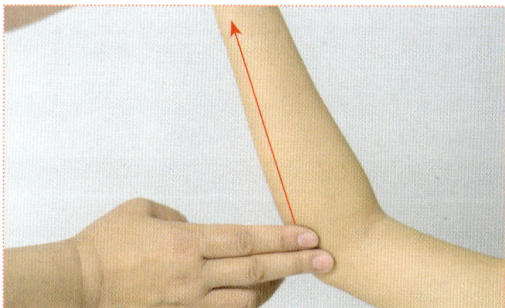

推六腑：用食指、中指指腹自肘横纹尺侧端推至腕掌侧横纹尺侧端。

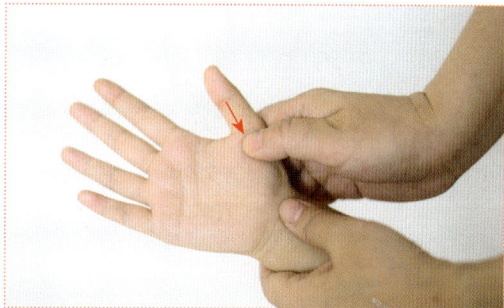

清胃：拇指掌面近掌端第一节，用拇指指腹向指根方向直推。

## 【对症加减】

男孩并发睾丸炎，睾丸红肿疼痛下坠。

选择一：揉二人上马 15 分钟，补脾 10 分钟，清肾 10 分钟。

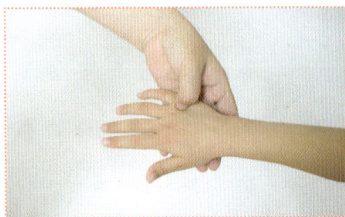

**揉二人上马：** 手背无名指及小指掌指关节后陷中，用拇指揉。

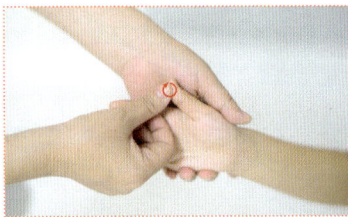

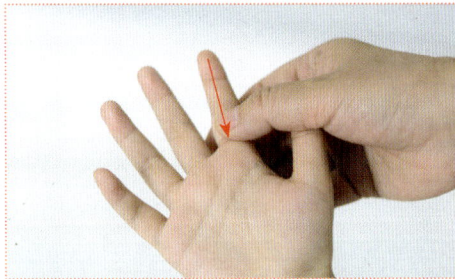

**补脾：** 拇指上节螺纹面，用拇指指腹旋推。

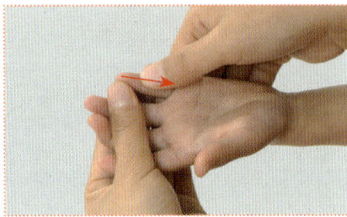

**清肾经：** 小指末节螺纹面，从指尖推向指根。

**选择二：** 揉二人上马 15 分钟，平肝 10 分钟，清胃 10 分钟，清天河水 10 分钟。

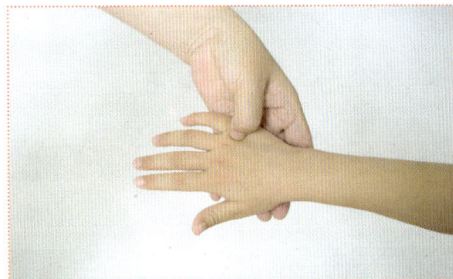

**揉二人上马：** 手背无名指及小指掌指关节后陷中，用拇指揉。

**平肝：** 食指掌面，用拇指指腹从指尖推至指根。

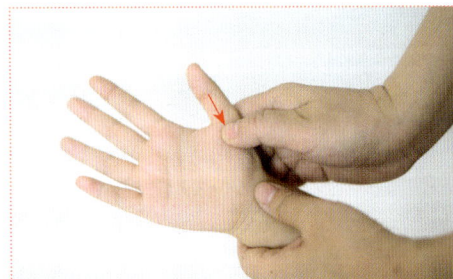

**清胃：** 拇指掌面近掌端第一节，用拇指指腹向指根方向直推。

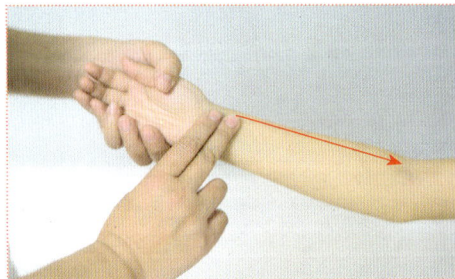

**清天河水：** 前臂内侧正中，用食指和中指指腹自腕横纹推向肘横纹。

麻疹是由麻疹病毒引起的传染病，临床表现有发热、咳嗽、流涕、流泪、口腔黏膜出现麻疹黏膜瓣，全身出现红色斑丘疹。麻疹患者是唯一的传染源，通过飞沫传播，常见于 6 个月至 5 岁的小儿，病后可获得持久免疫力。如果及时治疗，护理得当，麻疹预后良好。随着麻疹疫苗的普及，近年来麻疹已较少见。

# 麻疹

## 手部特效穴详解

### 清天河水

**定位**：前臂内侧正中，总筋至洪池成一直线。

**手法**：一手握住小儿手，使掌心向上，用另一手食指和中指指腹自腕横纹推向肘横纹。

**功效**：清心除烦，镇惊安神，退热发表。

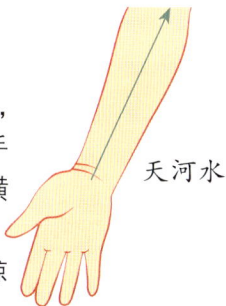

天河水

### 平肝

**定位**：食指末节掌面。

**手法**：一手托住小儿手，使掌心朝上，用另一手拇指指腹从食指指尖直推至指根。

**功效**：清热、排毒。

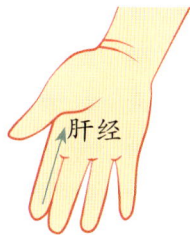

肝经

### 清胃

**定位**：拇指掌面近掌端第一节。

**手法**：一手托住小儿手，使掌心朝上，用另一手拇指指腹向指根方向直推。

**功效**：清胃热，降胃气。

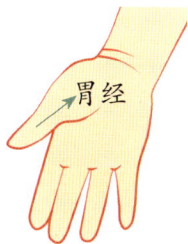

胃经

### 推六腑

**定位**：前臂尺侧，肘至阴池成一直线。

**手法**：一手握住小儿手腕，用另一手食指、中指指腹自肘横纹尺侧端推至腕掌侧横纹尺侧端。

**功效**：清热解毒，消肿止痛。

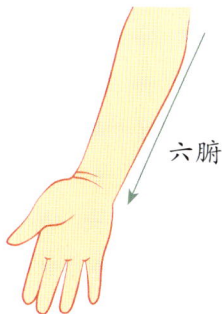

六腑

## • 一般疹子 •

【临床表现】初起有发热、流涕、目赤、羞明等表现，继则呕吐、发热，2~3 天后可于颊部黏膜及唇内侧出现白色点状麻疹斑，渐及面、胸背、四肢，透发后 2~3 天开始消退，留下棕色色素沉着斑。

【治疗原则】清热解毒，佐以透发。

## 【推拿手法】

**发热不高（39℃以下）**：平肝、清肺 10 分钟，清胃 10 分钟，清天河水 10 分钟。

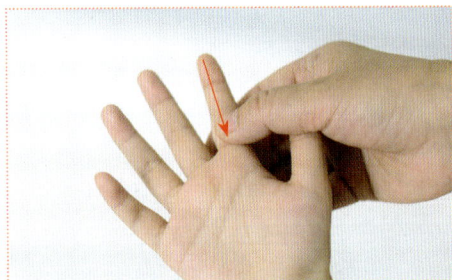

**平肝：**食指掌面，用拇指指腹从指尖推至指根。

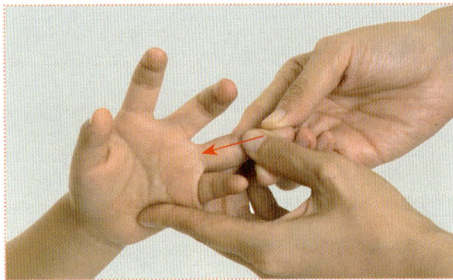

**清肺：**无名指掌面，用拇指从指尖推至指根。

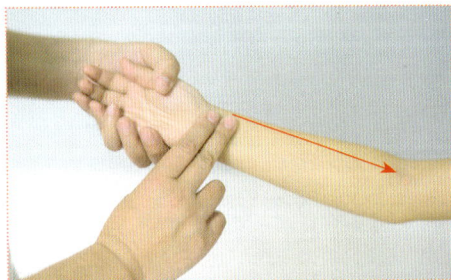

**清天河水：**前臂内侧正中，用食指和中指指腹自腕横纹推向肘横纹。

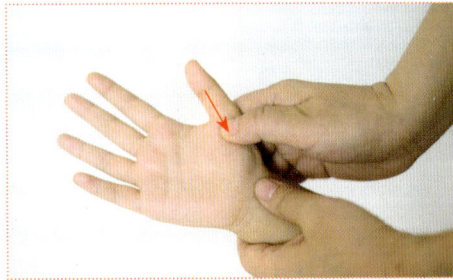

**清胃：**拇指掌面近掌端第一节，用拇指指腹向指根方向直推。

**高烧（39.5℃以上，麻疹透发不好，并发肺炎）**：推六腑 20 分钟，平肝 10 分钟，清肺 10 分钟，清胃 10 分钟。

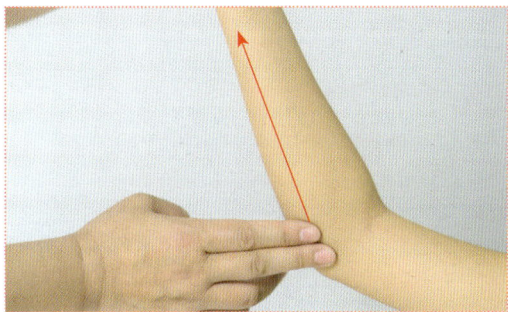

**推六腑：** 用食指、中指指腹自肘横纹尺侧端推至腕掌侧横纹尺侧端。

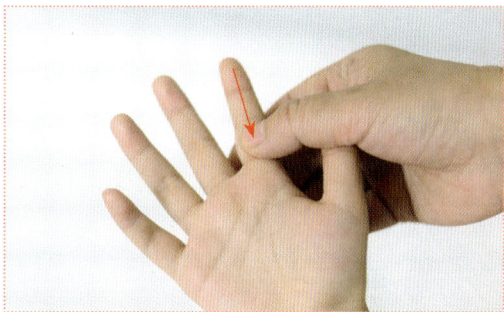

**平肝：** 食指掌面，用拇指指腹从指尖推至指根。

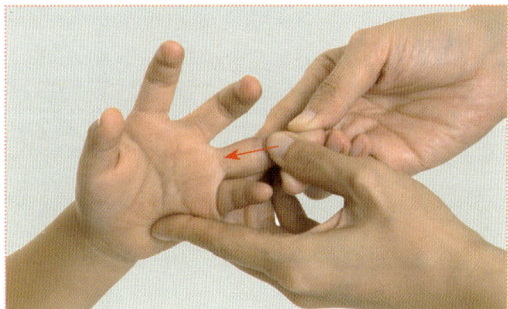

**清肺：** 无名指掌面，用拇指从指尖推至指根。

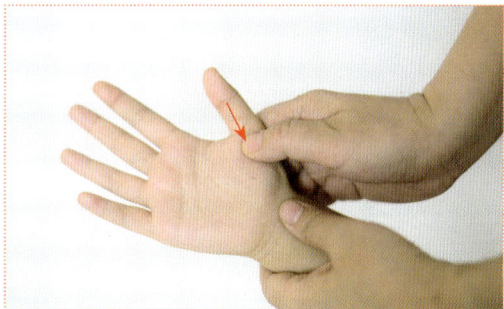

**清胃：** 拇指掌面近掌端第一节，用拇指指腹向指根方向直推。

## 【 对症加减 】

咳喘重者加运内八卦 15 分钟。

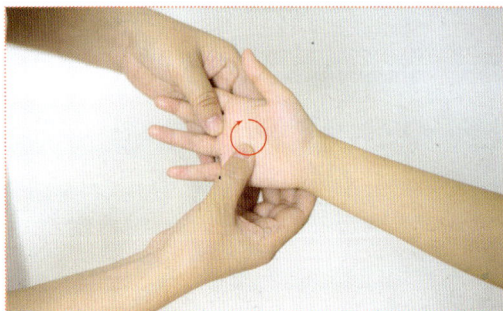

**运内八卦：**用拇指指腹顺时针推拿内八卦，自乾宫起至兑宫止。

## • 黑疹子 •

【临床表现】疹色紫暗，高热喘嗽。一般多因食发物太过，热甚而致，或护理不当，过于保暖所致。

【治疗原则】重用清热解毒之法，佐以透发。

### 【推拿手法】

平肝、清肺 10 分钟，揉外劳宫 20 分钟，清胃 10 分钟，推六腑 30 分钟。

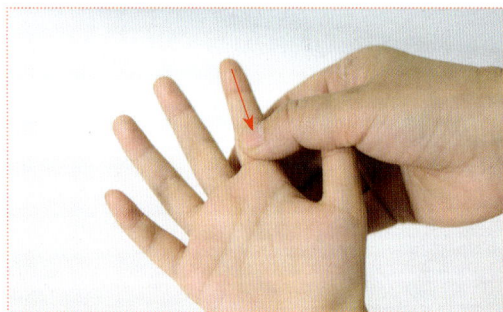

**平肝：**食指掌面，用拇指指腹从指尖推至指根。

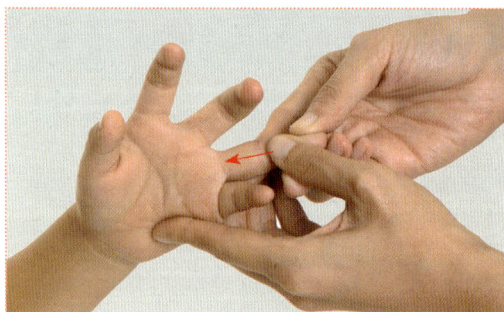

**清肺：**无名指掌面，用拇指从指尖推至指根。

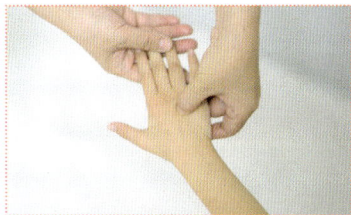

**揉外劳宫：**掌背正中第三、第四掌骨中间凹陷处，用中指或拇指指腹揉。

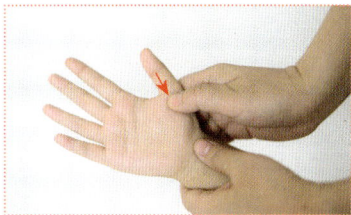

**清胃：**拇指掌面近掌端第一节，用拇指指腹向指根方向直推。

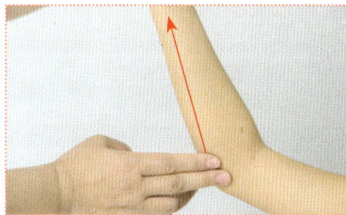

**推六腑：**用食指、中指指腹自肘横纹尺侧端推至腕掌侧横纹尺侧端。

## 【对症加减】

喘重，加推四横纹 10 分钟；惊悸抽风，加捣小天心 1~2 分钟。

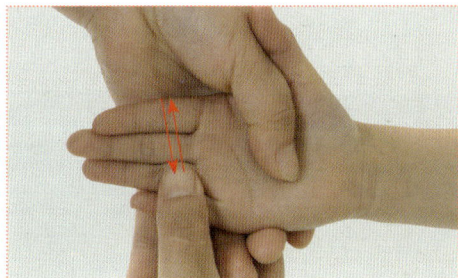

**推四横纹：**用拇指指腹自食指指根推向小指指根，来回推。

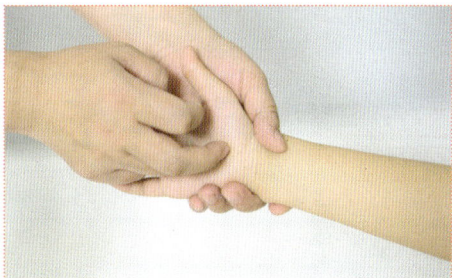

**捣小天心：**屈曲中指，以第一指间关节捣大、小鱼际交界处凹陷中。

━● **白疹子** ●━━━━━━━━━━━━━━━━━━━

【临床表现】疹色淡白，隐而不透，昏迷嗜睡，四肢发凉，泄泻等。由于气血虚弱，不能抗毒外出所致。

【治疗原则】大补元气，活血透毒。

## 【推拿手法】

平肝、清肺 10 分钟，揉外劳宫 15 分钟，揉二人上马 15 分钟，清天河水 30 分钟。

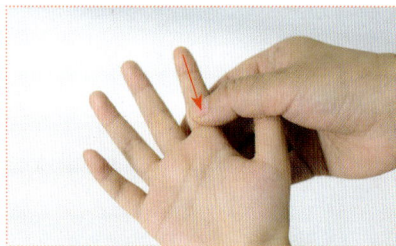

**平肝：** 食指掌面，用拇指指腹从指尖推至指根。

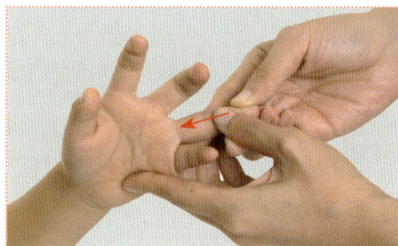

**清肺：** 无名指掌面，用拇指从指尖推至指根。

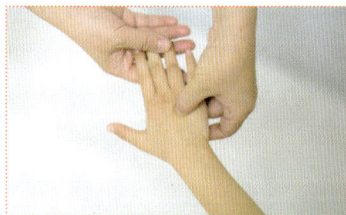

**揉外劳宫：** 掌背正中第三、第四掌骨中间凹陷处，用中指或拇指指腹揉。

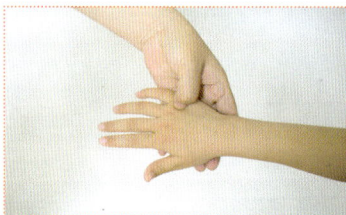

**揉二人上马：** 手背无名指及小指掌指关节后陷中，用拇指揉。

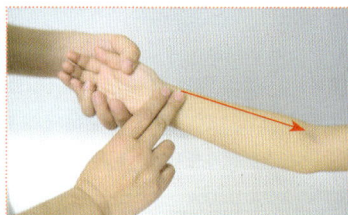

**清天河水：** 前臂内侧正中，用食指和中指指腹自腕横纹推向肘横纹。

## 【对症加减】

体温不升，体质虚弱者，去二人上马、天河水，加推三关 10 分钟。再服香菜水，一般可出。

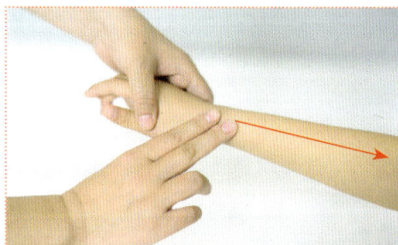

**推三关：** 前臂桡侧，阳池至曲池成一直线，从手腕推至肘部。

百日咳是由百日咳杆菌所引起的呼吸道传染病，多在冬春季流行，任何年龄的小儿均可感染，但以乳幼儿多见。其病程较长，缠绵难愈，故又名百日咳。

# 百日咳

## 手部特效穴详解

### 逆运八卦

**定位**：掌中，围绕掌心内劳宫一周，按乾、坎、艮、震、巽、离、坤、兑八卦分布。

**手法**：术者一手持小儿四指，拇指按在小儿离卦（中指下方位置），掌心向上，以拇指螺纹面用运法，以逆时针方向自兑卦起至乾卦止，周而复始。

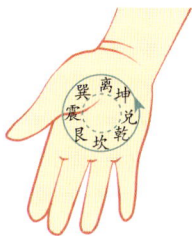

### 清胃

**定位**：拇指掌面近掌端第一节。

**手法**：一手托住小儿手，使掌心朝上，用另一手拇指指腹向指根方向直推。

**功效**：清胃热，降胃气。

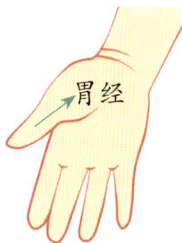

### 掌小横纹

**定位**：掌面小指根下，尺侧掌纹头。

**手法**：术者一手持小儿手，用另一手拇指或中指指端按揉本穴。

**功效**：清热散结，宽胸宣肺，化痰止咳。

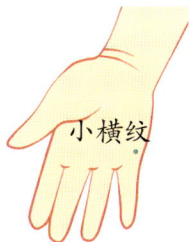

### 推六腑

**定位**：前臂尺侧，肘至阴池成一直线。

**手法**：一手握住小儿手腕，用另一手食指、中指指腹自肘横纹尺侧端推至腕掌侧横纹尺侧端。

**功效**：清热解毒，消肿止痛。

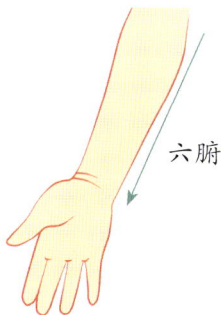

## 百日咳

**【临床表现】** 阵发性、痉挛性咳嗽，终末有吼声，咳时面色潮红或口唇青紫，涕泪交流，引吐痰食，夜间更甚，甚则鼻衄，痰中带血，舌下有小粒溃疡，颜面浮肿等。

**【治疗原则】** 宣肺泄热，豁痰止咳。

## 【推拿手法】

逆运八卦 15 分钟，揉掌小横纹 15 分钟，清胃 10 分钟，推六腑 10 分钟。

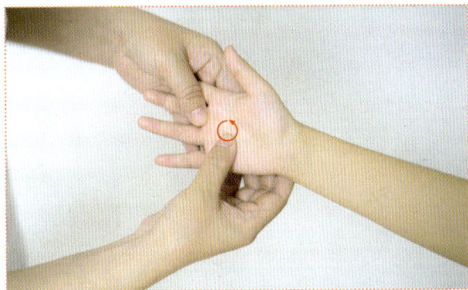

**逆运八卦：** 用拇指指腹逆时针推拿内八卦，自兑宫起至乾宫止。

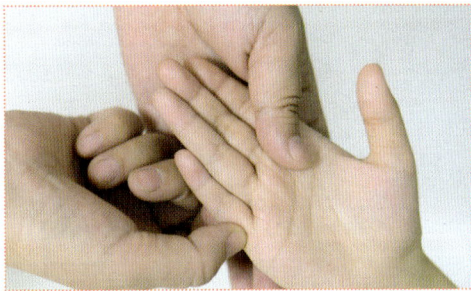

**揉掌小横纹：** 掌小横纹在掌面小指根下，尺侧掌纹头，用拇指指端揉。

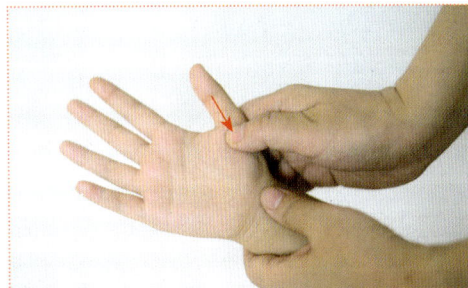

**清胃：** 拇指掌面近掌端第一节，用拇指指腹向指根方向直推。

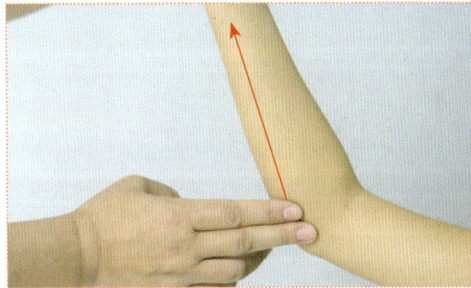

**推六腑：** 用食指、中指指腹自肘横纹尺侧端推至腕掌侧横纹尺侧端。

## 【对症加减】

痉挛期，咳嗽痰稠，咯吐不利。改用逆运八卦 10 分钟，揉掌小横纹 10 分钟，推六腑 10 分钟，捣小天心 5 分钟。

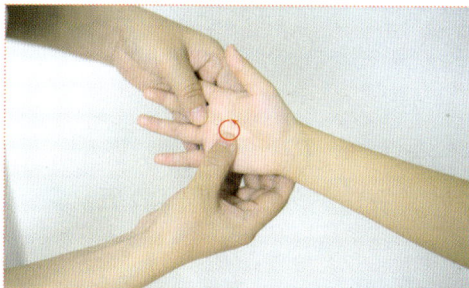

**逆运八卦：**用拇指指腹逆时针推拿内八卦，自兑宫起至乾宫止。

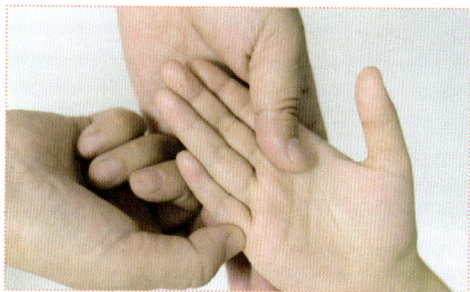

**揉掌小横纹：**掌小横纹在掌面小指根下，尺侧掌纹头，用拇指指端揉。

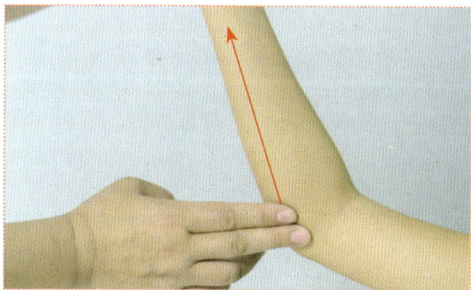

**推六腑：**用食指、中指指腹自肘横纹尺侧端推至腕掌侧横纹尺侧端。

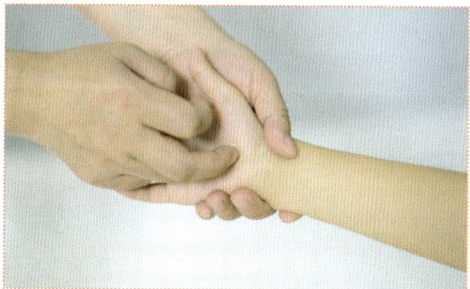

**捣小天心：**屈曲中指，以第一指间关节捣大、小鱼际交界处凹陷中。

## 【对症加减】

病久，气血亏损，体弱消瘦，咳嗽不典型者，治宜清肺养阴。改用清补脾 10 分钟，揉二人上马 10 分钟，揉掌小横纹 10 分钟，清天河水 10 分钟。

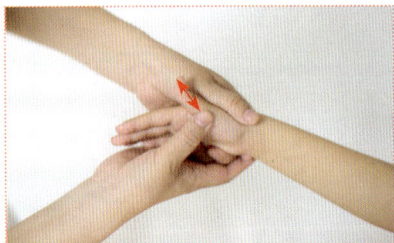

**清补脾：** 拇指桡侧赤白肉际处，从指根到指尖来回推。

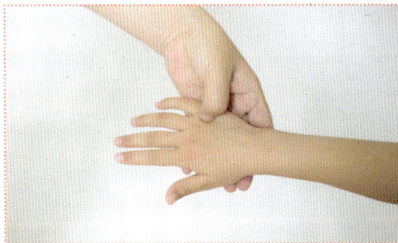

**揉二人上马：** 手背无名指及小指掌指关节后陷中，用拇指揉。

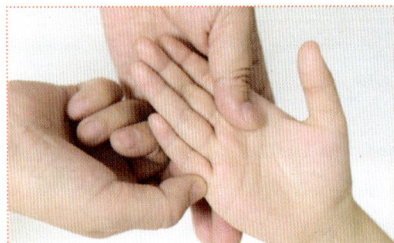

**揉掌小横纹：** 掌小横纹在掌面小指根下，尺侧掌纹头，用拇指指端揉。

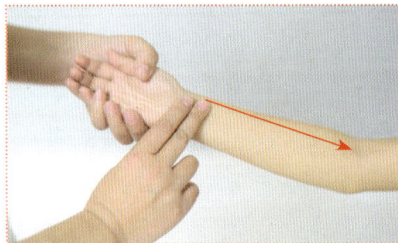

**清天河水：** 前臂内侧正中，用食指和中指指腹自腕横纹推向肘横纹。

## 健康小偏方

**顿咳验方**

处方 1：鸡苦胆 1 个，白糖适量。

用法：用针刺破鸡胆，将胆汁烘干，加入适量白糖，研末调匀，一岁内分 3 天服完，二岁 2 天服完，二岁以上 1 天服完，每天分 2~3 次服。

功用：治疗百日咳。

处方 2：大蒜 15 克，白糖 30 克。

用法：大蒜捣烂加糖及开水一杯，浸 5 小时，每日 1 剂。分 3 次服，连服 4~5 天。

功用：治疗百日咳。

夜啼是指婴儿在夜间哭闹不安，或每夜定时啼哭，甚至通宵啼哭，但白天正常的一种病症。本病一般随着年龄增长自然缓解，预后良好，但如果长期夜啼，也会影响小儿的正常生长发育。中医认为，本病主要是由于脾寒、心热、惊恐所致。治疗原则以平肝清热安神为主。

# 夜啼症

## ✿ 手部特效穴详解

### 平肝

**定位**：食指末节掌面。

**手法**：一手托住小儿手，使掌心朝上，用另一手拇指指腹从食指指尖直推至指根。

**功效**：清热、排毒。

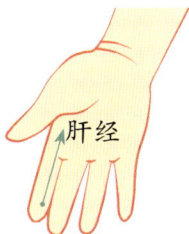

肝经

### 清补脾

**定位**：拇指桡侧缘或拇指末节螺纹面。

**手法**：术者一手持小儿手掌，使掌心朝上，将小儿拇指伸直，自指根推至指尖，来回推。

**功效**：健脾胃，清热利湿。

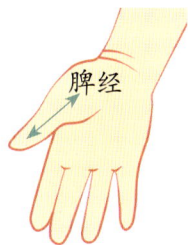

脾经

### 清天河水

**定位**：前臂内侧正中，总筋至洪池成一直线。

**手法**：一手握住小儿手，使掌心向上，用另一手食指和中指指腹自腕横纹推向肘横纹。

**功效**：清心除烦，镇惊安神，退热发表。

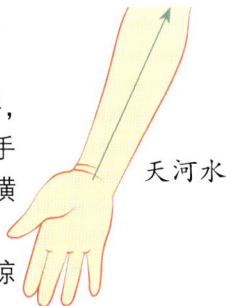

天河水

### 揉外劳宫

**定位**：掌背正中第三、第四掌骨中间凹处，与内劳宫相对。

**手法**：术者一手握小儿手，用另一手拇指或中指按揉本穴。

**功效**：温阳散寒，升阳举陷，发汗解表。

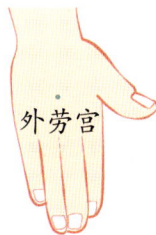

外劳宫

## 夜啼症

【临床表现】夜间啼哭，可因哺乳而暂停，白天安静一些，或因哭而引起抽风，则预后不良，多数哭到日期而自愈。脉与体温都正常，有因哭而引起消化不良、面色苍白或微青、消瘦等症状者。

【治疗原则】平肝、清热，安神。

## 【推拿手法】

面部现青色者，平肝 10 分钟，清天河水 15 分钟，揉外劳宫 15 分钟。消化不良者，上法加清补脾 10 分钟。

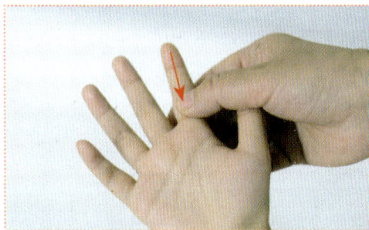

平肝：食指掌面，用拇指指腹从指尖推至指根。

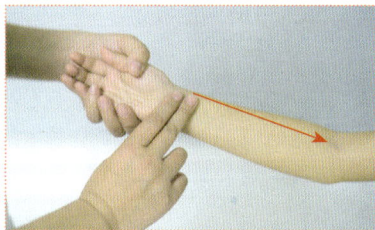

清天河水：前臂内侧正中，用食指和中指指腹自腕横纹推向肘横纹。

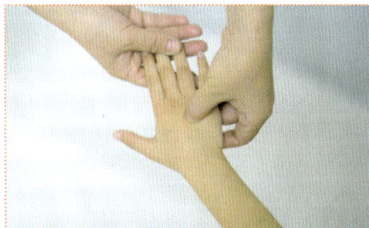

揉外劳宫：掌背正中第三、第四掌骨中间凹陷处，用中指或拇指指腹揉。

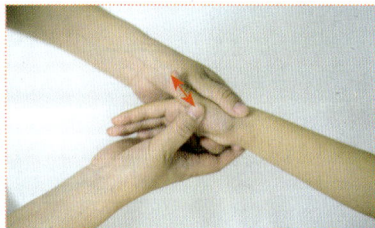

清补脾：拇指桡侧赤白肉际处，从指根到指尖来回推。

幼儿在夜间睡眠中忽然惊醒，表现为恐怖症状，所以叫作夜惊症。本病多由幼儿大脑受到刺激和精神紧张而引起，造成夜间噩梦，形成夜惊症。多由于看鬼怪故事、图书和惊险电影，以及幼儿不听话时家长用恐吓及打骂的办法恐吓幼儿，导致幼儿精神紧张所致。

# 夜惊症

## ✷ 手部特效穴详解

### 平肝

**定位**：食指末节掌面。

**手法**：一手托住小儿手，使掌心朝上，用另一手拇指指腹从食指指尖直推至指根。

**功效**：清热、排毒。

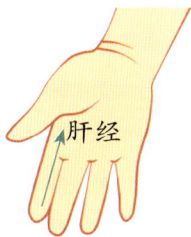

### 清补脾

**定位**：拇指桡侧缘或拇指末节螺纹面。

**手法**：术者一手持小儿手掌，使掌心朝上，将小儿拇指伸直，自指根推至指尖，来回推。

**功效**：健脾胃，清热利湿。

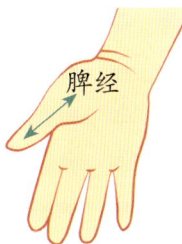

### 清天河水

**定位**：前臂内侧正中，总筋至洪池成一直线。

**手法**：一手握住小儿手，使掌心向上，用另一手食指和中指指腹自腕横纹推向肘横纹。

**功效**：清心除烦，镇惊安神，退热发表。

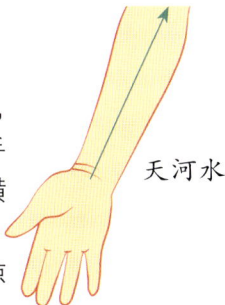

### 运内八卦

**定位**：掌中，围绕掌心内劳宫一周，按乾、坎、艮、震、巽、离、坤、兑八卦分布。

**手法**：一手托住小儿手，使掌心向上，用另一手拇指指腹顺时针推拿内八卦，自乾宫起至兑宫止。

**功效**：宽胸利膈，理气化痰，行滞消食。

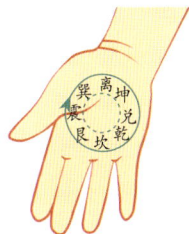

## 夜惊症

【临床表现】夜间多忽然惊起，狂呼乱叫或大哭而醒，求助拥抱母亲，如不急速治疗，常能引起抽风。脉象与体温多正常。

【治疗原则】清心泄火，安神益智。

## 【推拿手法】

病程短者，平肝 10 分钟，清补脾 10 分钟，运内八卦 15 分钟，清天河水 15 分钟。

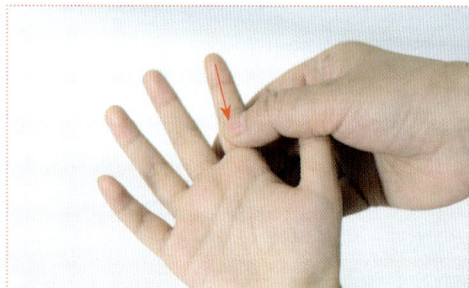

**平肝：**食指掌面，用拇指指腹从指尖推至指根。

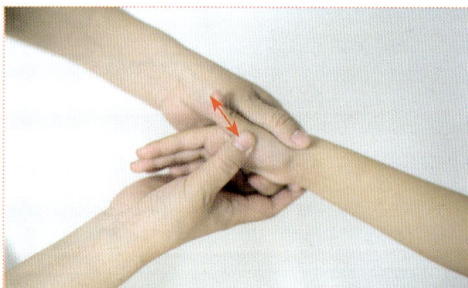

**清补脾：**拇指桡侧赤白肉际处，从指根到指尖来回推。

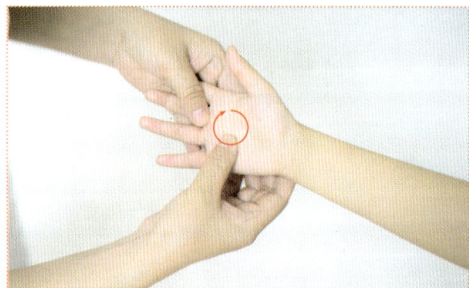

**运内八卦：**用拇指指腹顺时针推拿内八卦，自乾宫起至兑宫止。

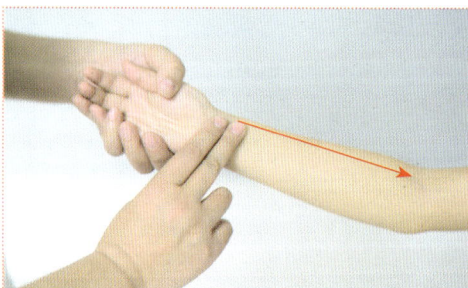

**清天河水：**前臂内侧正中，用食指和中指指腹自腕横纹推向肘横纹。

迁延日久者，平肝 10 分钟，清补脾 10 分钟，清天河水 15 分钟，运内八卦 15 分钟，揉二人上马 10 分钟。

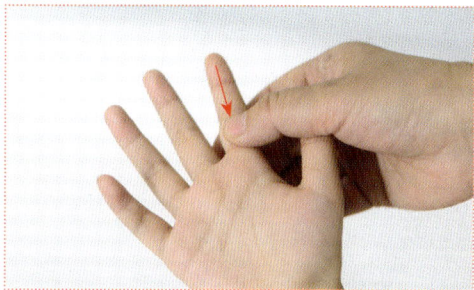

**平肝：** 食指掌面，用拇指指腹从指尖推至指根。

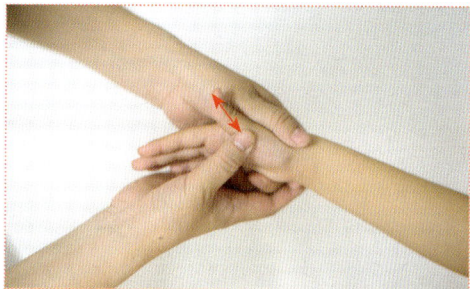

**清补脾：** 拇指桡侧赤白肉际处，从指根到指尖来回推。

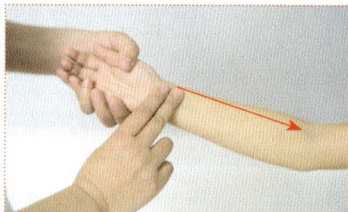

**清天河水：** 用食指和中指指腹自腕横纹推向肘横纹。

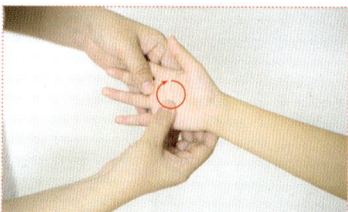

**运内八卦：** 用拇指指腹顺时针推拿内八卦，自乾宫起至兑宫止。

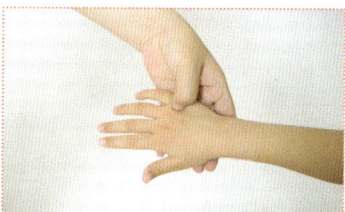

**揉二人上马：** 手背无名指及小指掌指关节后陷中，用拇指揉。

**夜惊症的生活调理**

1. 养成良好的作息习惯，如避免白天过度兴奋和劳累，睡前不宜吃过多的食物，保持室内空气流通等，以消除影响睡眠的因素。

2. 调节孩子的情绪，父母应尽量避免可能引发夜惊症的诱因，如给小孩讲恐怖故事、观看惊悚电影等，从客观上消除孩子的心理压力。

# 新生儿黄疸

新生儿黄疸是以新生儿周身皮肤、双目、小便都见黄色为特征的一种病症。其中黄色较淡，一周内不加重者，属生理性黄疸，一般不需治疗。若黄色逐渐加深，或伴有其他症状，则多为病理性。黄疸的病因主要是湿热之邪，亦可因脾气虚弱，湿从寒化，寒湿阻滞而致。

## 手部特效穴详解

### 平肝

**定位**：食指末节掌面。

**手法**：一手托住小儿手，使掌心朝上，用另一手拇指指腹从食指指尖直推至指根。

**功效**：清热、排毒。

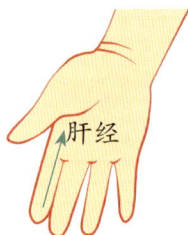

肝经

### 清肾

**定位**：小指末节螺纹面。

**手法**：术者一手持小儿小指，用另一手拇指螺纹面由指尖向指根方向直推。

**功效**：清利下焦湿热。

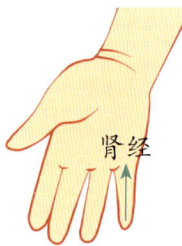

肾经

### 推六腑

**定位**：前臂尺侧，肘至阴池成一直线。

**手法**：一手握住小儿手腕，用另一手食指、中指指腹自肘横纹尺侧端推至腕掌侧横纹尺侧端。

**功效**：清热解毒，消肿止痛。

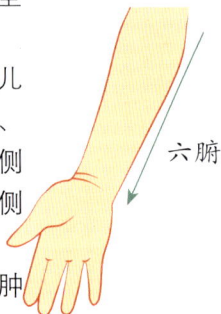

六腑

### 揉二人上马

**定位**：手背无名指及小指掌指关节后陷中。

**手法**：术者一手握小儿四指，使掌心向下，用另一手拇指、中指相对用力揉本穴。

**功效**：滋阴补肾，顺气散结，利水通淋。

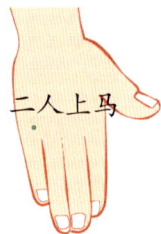

二人上马

## 新生儿黄疸

【临床表现】湿热型（阳黄）：皮肤、面目发黄，颜色鲜明，或有发热，便干烦躁。
寒湿型（阴黄）：皮肤、面目发黄，色泽晦暗，四肢欠温，大便稀溏。
【治疗原则】湿热型宜清热利湿，寒湿型宜温中健脾。

## 【推拿手法】

**湿热型**：平肝 5 分钟，推六腑 10 分钟，清肾 5 分钟。

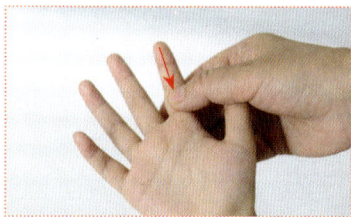

**平肝**：食指掌面，用拇指指腹从指尖推至指根。

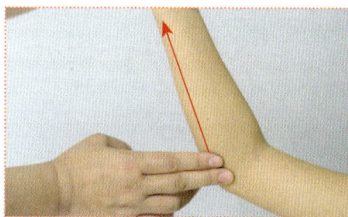

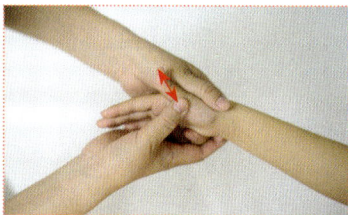

**推六腑**：用食指、中指指腹自肘横纹尺侧端推至腕掌侧横纹尺侧端。

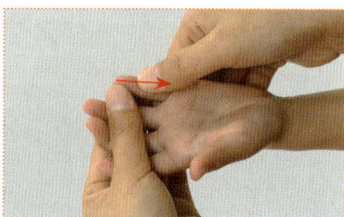

**清肾经**：小指末节螺纹面，从指尖推向指根。

**寒湿型**：平肝 10 分钟，清补脾 10 分钟，揉外劳宫 10 分钟。

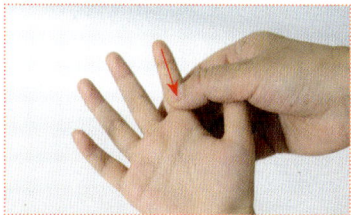

**平肝**：食指掌面，用拇指指腹从指尖推至指根。

**清补脾**：拇指桡侧赤白肉际处，从指根到指尖来回推。

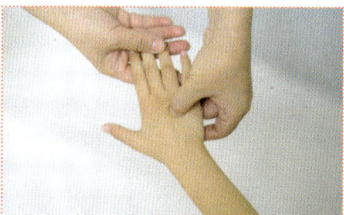

**揉外劳宫**：掌背正中第三、第四掌骨中间凹陷处，用中指或拇指指腹揉。

## 【 对症加减 】

热象不重者，推六腑改用清天河水 10 分钟。以上均可间断用揉二人上马 5~10 分钟，以免过于寒凉。

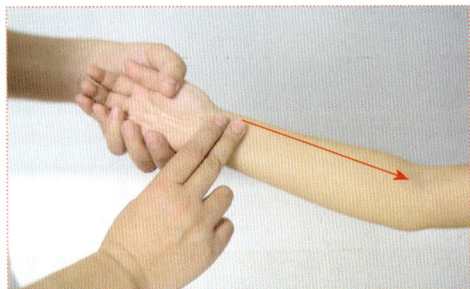

**清天河水：**用食指和中指指腹自腕横纹推向肘横纹。

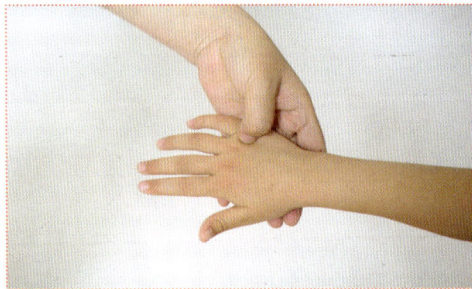

**揉二人上马：**手背无名指及小指掌指关节后陷中，用拇指揉。

吐乳多因喂养不当，乳食无节，或受寒引起。

## 手部特效穴详解

### 清胃

**定位**：拇指掌面近掌端第一节。

**手法**：一手托住小儿手，使掌心朝上，用另一手拇指指腹向指根方向直推。

**功效**：清胃热，降胃气。

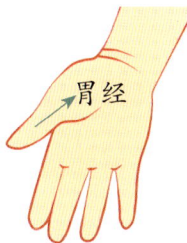

胃经

### 揉板门

**定位**：手掌大鱼际平面。

**手法**：一手持小儿手，用另一手拇指指端按揉本穴。

**功效**：健脾和胃，消食化滞。

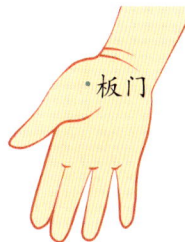

板门

### 清天河水

**定位**：前臂内侧正中，总筋至洪池成一直线。

**手法**：一手握住小儿手，使掌心向上，用另一手食指和中指指腹自腕横纹推向肘横纹。

**功效**：清心除烦，镇惊安神，退热发表。

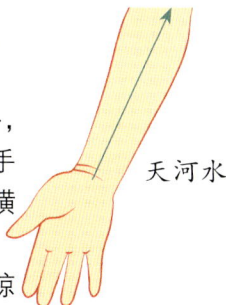

天河水

### 推四横纹

**定位**：掌面食指、中指、无名指、小指第一指间关节横纹处。

**手法**：术者一手持小儿手，使掌心向上，用拇指桡侧从食指横纹推向小指横纹处。

**功效**：调中行气，和气血，消胀满。

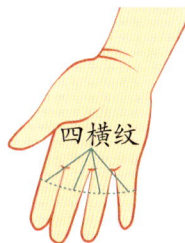

四横纹

## •新生儿吐乳•

【临床表现】主要看呕吐物。如：呕吐物酸腐，口中气热，腹胀，烦躁多属热；如呕吐物味轻，面色青白，四肢不温，多属寒。

【治疗原则】有热，清热和胃止吐；有寒，温中散寒止吐。

## 【推拿手法】

**热者：** 运内八卦 10 分钟，清胃 5 分钟，清天河水 10 分钟，揉板门 5 分钟。

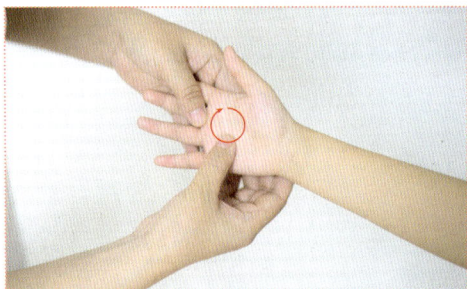

**运内八卦：** 用拇指指腹顺时针推拿内八卦，自乾宫起至兑宫止。

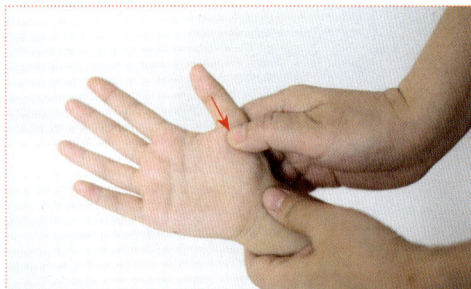

**清胃：** 拇指掌面近掌端第一节，用拇指指腹向指根方向直推。

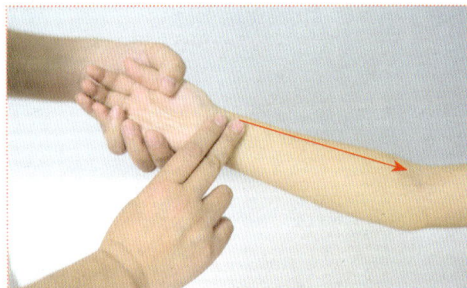

**清天河水：** 前臂内侧正中，用食指和中指指腹自腕横纹推向肘横纹。

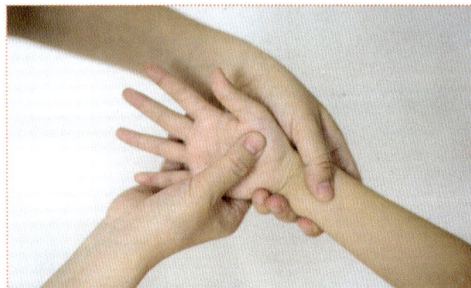

**揉板门：** 手掌大鱼际平面，用拇指指腹揉。

**寒者**：揉外劳宫 10 分钟，清补脾 10 分钟，揉板门 5 分钟。

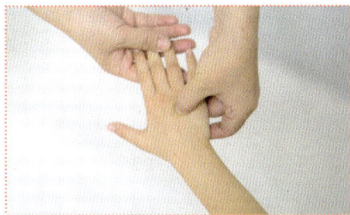

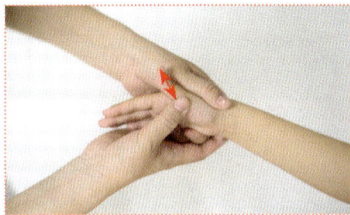

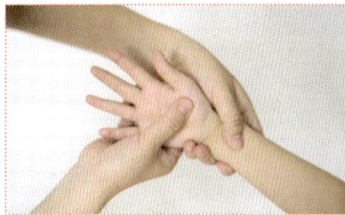

**揉外劳宫**：掌背正中第三、第四掌骨中间凹陷处，用中指或拇指指腹揉。

**清补脾**：拇指桡侧赤白肉际处，从指根到指尖来回推。

**揉板门**：手掌大鱼际平面，用拇指指腹揉。

## 【 对症加减 】

热重者，去天河水改用推六腑 10 分钟；腹胀者，加推四横纹 10 分钟。

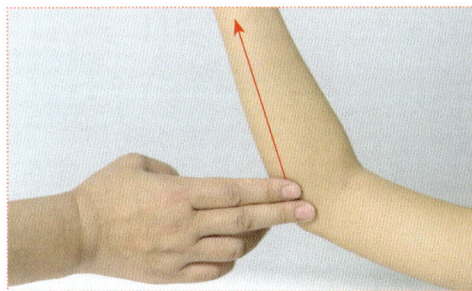

**推六腑**：用食指、中指指腹自肘横纹尺侧端推至腕掌侧横纹尺侧端。

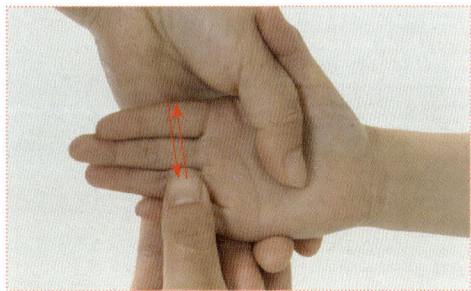

**推四横纹**：用拇指指腹自食指指根推向小指指根，来回推。

# 囟门闭合晚

婴儿的前囟门一般于 1~1.5 岁时闭合，若 2 岁左右尚未闭合，多与小儿先天不足、肾气亏损，或大病久病致体质虚弱有关。

## 手部特效穴详解

### 补脾

**定位**：拇指桡侧缘或拇指末节螺纹面。

**手法**：术者一手持小儿小指，用另一手拇指螺纹面旋推本穴。

**功效**：健脾胃，补气血。

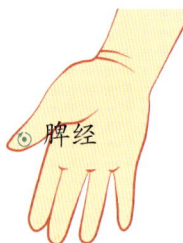

脾经

### 推三关

**定位**：前臂桡侧，阳池至曲池成一直线。

**手法**：术者一手握小儿手腕，用另一手拇指桡侧面或食指、中指指面从手腕推向肘部。

**功效**：补气行气，温阳散寒，发汗解表。

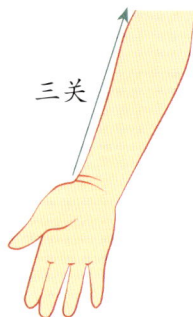

三关

### 揉二人上马

**定位**：手背无名指及小指掌指关节后陷中。

**手法**：术者一手握小儿四指，使掌心向下，用另一手拇指、中指相对用力揉本穴。

**功效**：滋阴补肾，顺气散结，利水通淋。

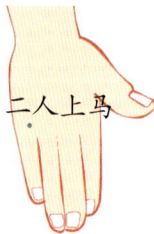

二人上马

### 推四横纹

**定位**：掌面食指、中指、无名指、小指第一指间关节横纹处。

**手法**：术者一手持小儿手，使掌心向上，用拇指桡侧从食指横纹推向小指横纹处。

**功效**：调中行气，和气血，消胀满。

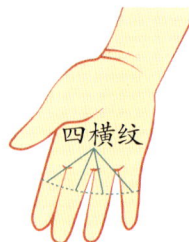

四横纹

## 囟门闭合晚

【临床表现】前囟门未闭，小儿其他方面亦发育迟缓，如站立行走、语言等，均晚于同龄者。

【治疗原则】培补元气。

## 【推拿手法】

**方案一**：平肝 5 分钟，补脾 15 分钟，揉二人上马 15 分钟，揉膊阳池 10 分钟，推三关 10 分钟，推四横纹 10 分钟；以上二人上马、补脾为主穴，其他可轮流加用 1~2 穴。

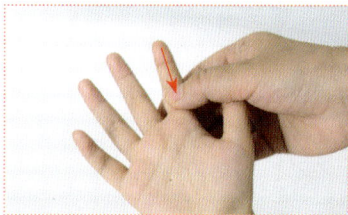

**平肝**：食指掌面，用拇指指腹从指尖推至指根。

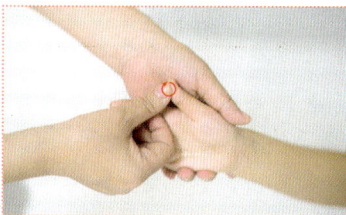

**补脾**：拇指上节螺纹面，用拇指指腹旋推。

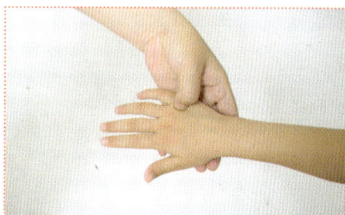

**揉二人上马**：手背无名指及小指掌指关节后陷中，用拇指揉。

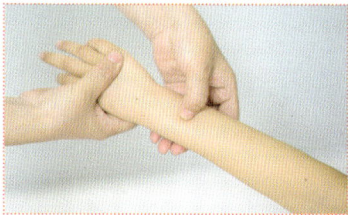

**揉膊阳池**：手背一窝风上 3 寸凹陷处，用拇指和中指指端相对用力揉。

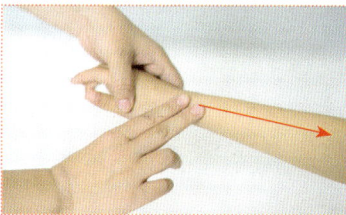

**推三关**：前臂桡侧，阳池至曲池成一直线，从手腕推至肘部。

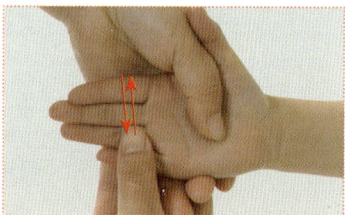

**推四横纹**：用拇指指腹自食指指根推向小指指根，来回推。

## 【推拿手法】

**方案二：** 独用揉二人上马 30~60 分钟。

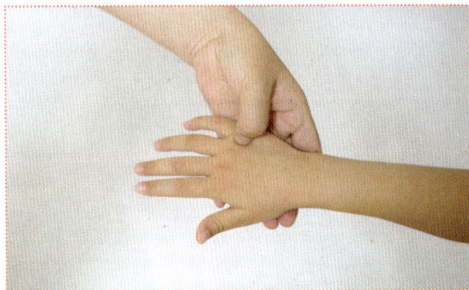

**揉二人上马：** 手背无名指及小指掌指关节后陷中，用拇指揉。

## 健康小提示

**宝宝囟门的保护**

1 不要使用材质太硬的枕头，避免引起宝宝头部及囟门变形。此外，经常给宝宝翻翻身，改变一下睡姿，能让宝宝拥有完美的头形。

2 注意家中家具等，避免尖锐硬角弄伤宝宝的头部。若宝宝不慎擦破头皮，应立即用酒精棉球消毒以防止感染。

3 可在洗澡时用婴儿专用洗发液清洗囟门，避免刺激头皮诱发湿疹。清洗时应轻轻地揉洗，不应强力按压。

4 外出时给宝宝戴好帽子，保护囟门。

## 小儿经络按摩常用手法功能

| 功效 | 手法 |
|---|---|
| 解表 | 推攒竹、推坎宫、运太阳、揉耳后高骨、拿风池、捏大椎、揉迎香、拿肩井、推三关、推天河水、掐揉二扇门、揉外劳宫、掐揉一窝风、黄蜂入洞、清肺经等 |
| 清热 | 清肝经、清心经、清脾经、清肾经、清大肠经、清胃经、清天河水、打马过天河、推六腑、掐揉小天心、掐揉总筋、掐揉内劳宫、清板门、掐四横纹、推小横纹、揉掌小横纹、揉肾纹、重推脊、揉涌泉、掐十宣等 |
| 补益 | 补脾经、补心经、补肺经、补肾经、补大肠经、揉上马、揉丹田、推三关、摩脐、捏脊、揉中脘、揉足三里、揉肺俞、揉脾俞、揉肾俞等 |
| 温阳散寒 | 掐揉二扇门、掐揉一窝风、揉外劳宫、分阳池、摩脐、推三关、揉丹田等 |
| 理气化痰止咳 | 运内八卦、揉掌小横纹、按揉天突、开璇玑、按弦走搓摩、按揉丰隆、分推膻中、揉膻中、揉乳旁、揉乳根、揉肺俞、分推肩胛骨、掐精宁等 |
| 消食化滞 | 清脾经、补脾经、揉板门、掐揉四横纹、运内八卦、揉中脘、摩脐、摩腹、按揉足三里、揉脾俞、推小横纹等 |
| 止呕吐 | 清胃经、腕横纹推向板门、直推中脘、推天柱骨、逆运外八卦等 |
| 止泻 | 补大肠经、推板门向腕横纹、补脾经、补肾经、向上推按后承山、揉左端正、揉龟尾、上推七节骨、捏脊、揉脐、揉天枢、按揉足三里、揉涌泉等 |
| 止腹痛 | 拿肚角、掐揉一窝风、拿后承山、按揉肾俞、按揉脾俞等 |
| 通便 | 清大肠经、按揉膊阳池、向下推按后承山、摩腹、下推七节骨、揉龟尾、运外八卦等 |
| 利尿 | 清小肠经、推箕门、揉三阴交、揉丹田等 |
| 止抽搐 | 拿合谷、拿肩井、拿曲池、拿百虫窝、拿委中、拿后承山、拿昆仑、拿膝眼等 |
| 醒神开窍 | 掐人中、掐山根、掐十宣、掐老龙、掐端正、掐威灵、掐精宁、按牙关等 |
| 镇惊安神 | 推攒竹、按揉百会、揉小天心、清肝经、掐揉五指节、轻推脊、猿猴摘果等 |

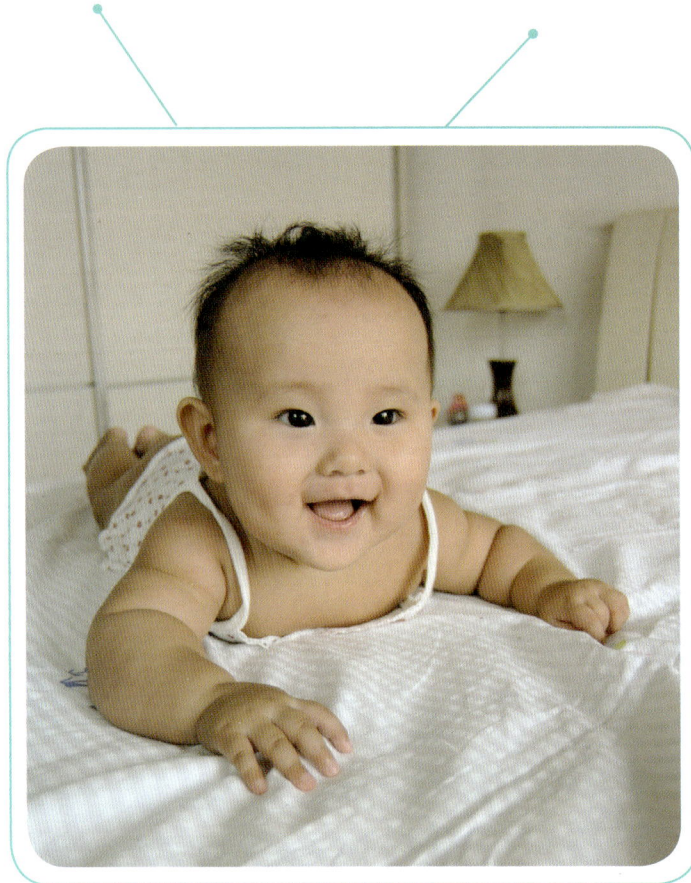

# PART 05

## 小儿保健和居家调养

# 益气健脾推拿法

"脾为后天之本"，小儿的血、气、营卫的来源，肌肉丰满、肢体健壮等都依赖于脾胃的运化能力。因此，脾胃消化吸收健旺，则可保证小儿健康成长的需要。

【主穴】清补脾 15 分钟，运内八卦 10 分钟，揉外劳宫 10 分钟。

【配穴】揉二人上马 10 分钟，推四横纹 10 分钟，平肝 5 分钟。

【作用】益气健脾，温中散寒，消积。

【用法】2~3 天 1 次或 1 周 1~2 次。推拿时主穴一般全用，配穴则可选用 1~2 个。

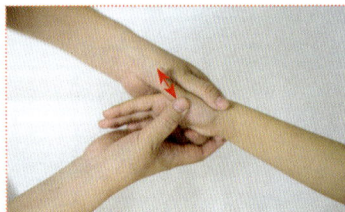

**清补脾：** 拇指桡侧赤白肉际处，从指根到指尖来回推。

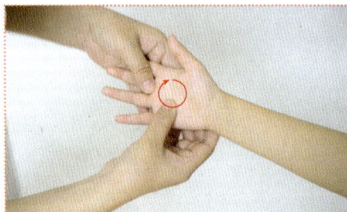

**运内八卦：** 用拇指指腹顺时针推拿内八卦，自乾宫起至兑宫止。

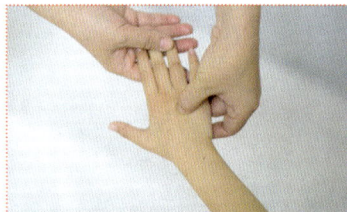

**揉外劳宫：** 掌背正中第三、第四掌骨中间凹陷处，用中指或拇指指腹揉。

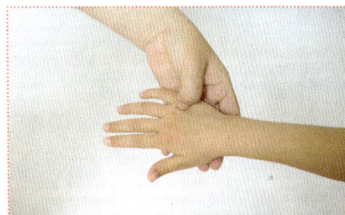

**揉二人上马：** 手背无名指及小指掌指关节后陷中，用拇指揉。

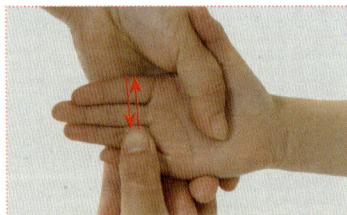

**推四横纹：** 用拇指指腹自食指指根推向小指指根，来回推。

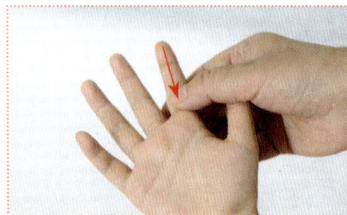

**平肝：** 食指掌面，用拇指指腹从指尖推至指根。

肺为五脏之华盖，主一身之气，司呼吸，外合皮毛，开窍于鼻。如肺气不足，卫外功能下降，则不耐邪侵，易出现呼吸系统的疾患。

# 益气补肺推拿法

**【主穴】** 平肝、清肺 10 分钟，清补脾 15 分钟，推四横纹 10 分钟。

**【配穴】** 清天河水 10 分钟，揉二人上马 10 分钟，揉外劳宫 10 分钟。

**【作用】** 益气固表，培土生金。

**【用法】** 2~3 天 1 次或 1 周 1~2 次。推拿时主穴一般全用，配穴则可选用 1~2 个。

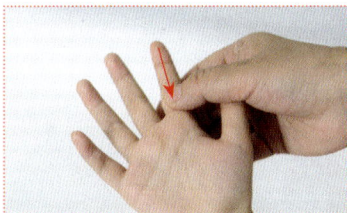

**平肝：** 食指掌面，用拇指指腹从指尖推至指根。

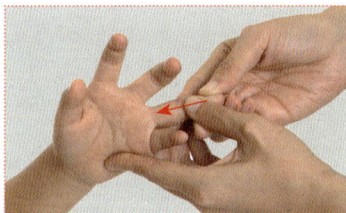

**清肺：** 无名指掌面，用拇指从指尖推至指根。

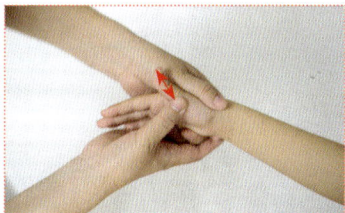

**清补脾：** 拇指桡侧赤白肉际处，从指根到指尖来回推。

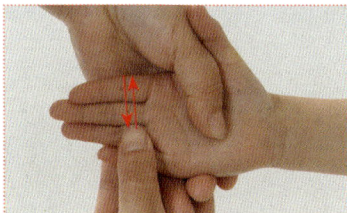

**推四横纹：** 用拇指指腹自食指指根推向小指指根，来回推。

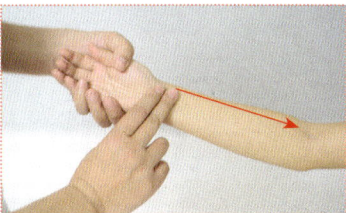

**清天河水：** 用食指和中指指腹自腕横纹推向肘横纹。

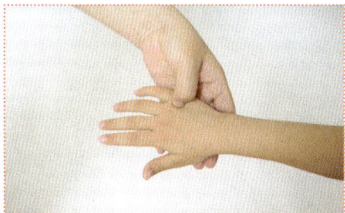

**揉二人上马：** 手背无名指及小指掌指关节后陷中，用拇指揉。

# 益气补肾推拿法

"肾为先天之本"，肾阴肾阳来源于后天脾胃的滋养，而脾胃的运化又需肾阳的温煦。小儿的骨骼、脑髓、发、耳、齿等的发育皆与肾有密切的关系。小儿肾气未盛，故"肾常虚"，肾气不足，则可影响小儿的生长发育。

【主穴】揉二人上马 10 分钟，补脾 15 分钟，揉外劳宫 10 分钟。

【配穴】平肝 5 分钟，清天河水 10 分钟，推四横纹 10 分钟。

【作用】固元气，壮水火。

【用法】2~3 天 1 次或 1 周 1~2 次。推拿时主穴一般全用，配穴则可选用 1~2 个。

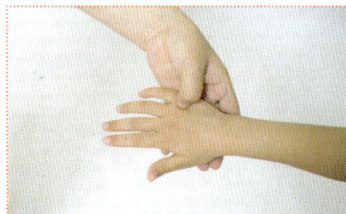

**揉二人上马：** 手背无名指及小指掌指关节后陷中，用拇指揉。

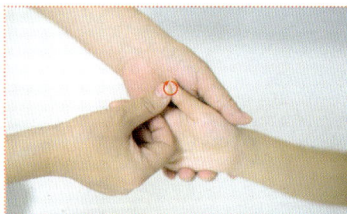

**补脾：** 拇指上节螺纹面，用拇指指腹旋推。

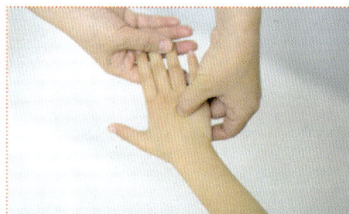

**揉外劳宫：** 掌背正中第三、第四掌骨中间凹陷处，用中指或拇指指腹揉。

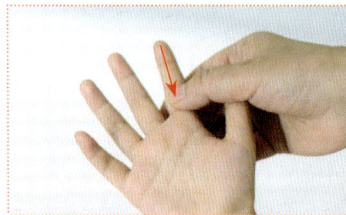

**平肝：** 食指掌面，用拇指指腹从指尖推至指根。

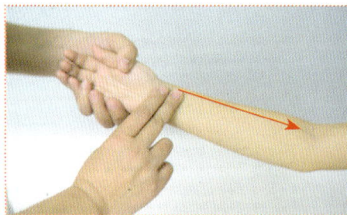

**清天河水：** 用食指和中指指腹自腕横纹推向肘横纹。

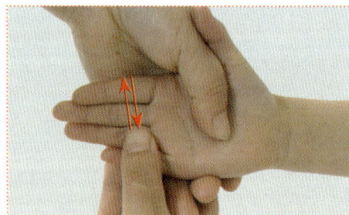

**推四横纹：** 用拇指指腹自食指指根推向小指指根，来回推。

肾藏精，主骨生髓，主生长发育。肾功能健旺，则精充髓满，头脑聪明，智力正常。

**【主穴】** 揉二人上马 20 分钟，揉膊阳池 10 分钟。

**【配穴】** 平肝 5 分钟，清天河水 10 分钟，捣小天心 1~2 分钟。

**【作用】** 安神益智，补肾填精。

**【用法】** 2~3 天 1 次或 1 周 1~2 次。推拿时主穴一般全用，配穴则可选用 1~2 个。

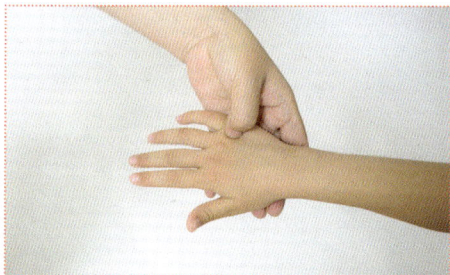

**揉二人上马：** 手背无名指及小指掌指关节后陷中，用拇指揉。

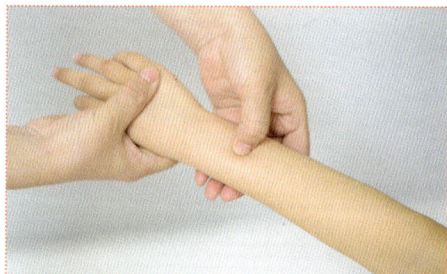

**揉膊阳池：** 膊阳池在手背一窝风上 3 寸凹陷处，用拇指和中指指端相对用力揉。

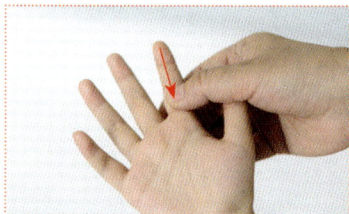

**平肝：** 食指掌面，用拇指指腹从指尖推至指根。

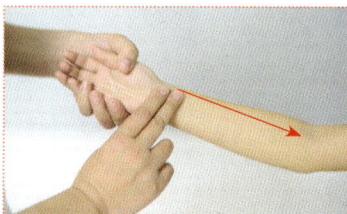

**清天河水：** 用食指和中指指腹自腕横纹推向肘横纹。

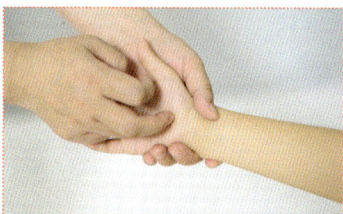

**捣小天心：** 屈曲中指，以第一指间关节捣大、小鱼际交界处凹陷中。

# 增高按摩法

在保证均衡饮食营养和充足睡眠的基础上，科学锻炼身体，再配以按摩，长期坚持，就能充分发挥孩子身高增长的潜力，促进孩子长高。

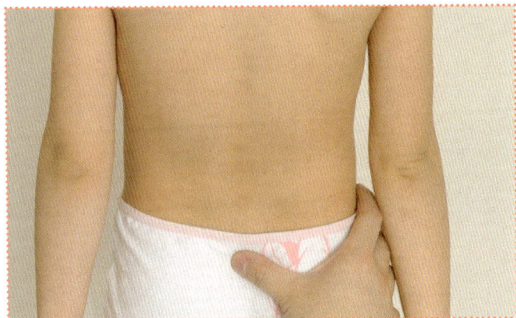

**按揉命门：** 用拇指指端按揉命门 1 分钟。按揉命门能温肾助阳，有助于孩子的身体发育。

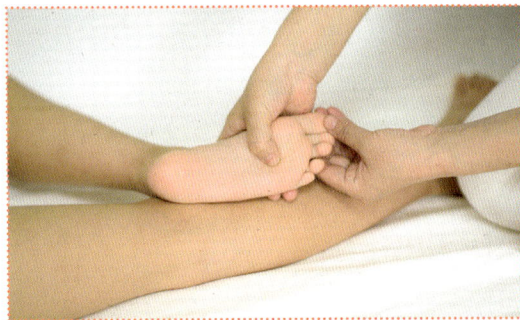

**按揉涌泉：** 用拇指指端按揉涌泉 1 分钟。涌泉是肾经上的第一穴，有补肾通络的作用，经常按摩有助于提高免疫力，提高记忆力。

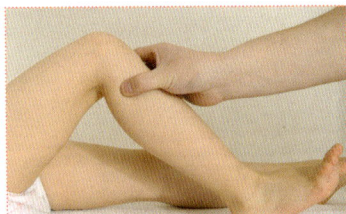

**按揉阳陵泉 1 分钟：** 阳陵泉在小腿外侧，当腓骨小头前下方凹陷处。用拇指指端按揉穴位。

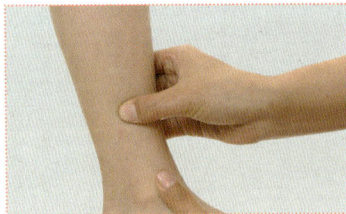

**按揉三阴交：** 用拇指指端按三阴交 3 ~ 5 次，揉 20 ~ 30 次。

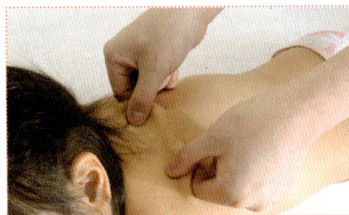

**捏脊：** 双手食指半屈，拇指与食指相对用力，沿脊柱两侧自龟尾向上边推边捏边放，一直推到大椎穴。每捏三下将背部皮肤提一下，捏 3~5 遍。

孩子经常看电视、用电脑，容易造成眼部负担过重，父母应重视孩子的视力保健，经常按摩眼部关键穴位，可缓解视力疲劳，预防近视。

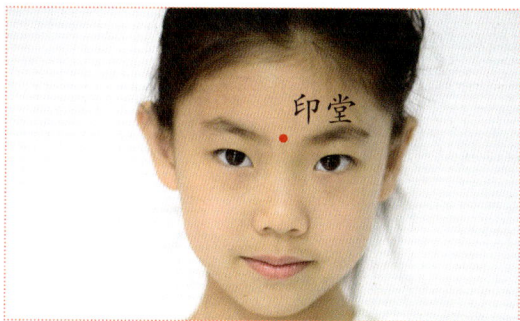

# 预防近视按摩法

**推印堂：** 用拇指指腹自印堂上推至前发际，两手交替操作 30~50 次。

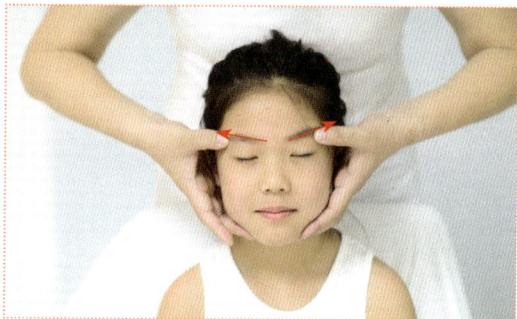

**推坎宫：** 用双手拇指自眉心向眉梢方向分推坎宫 30~50 次。

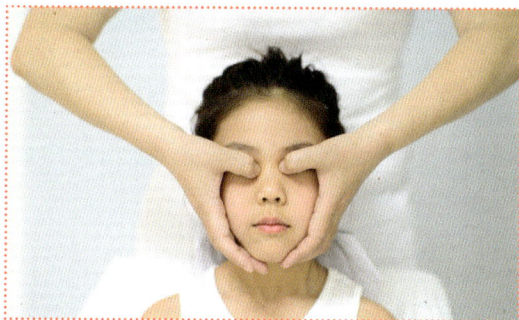

**按揉睛明：** 睛明在目内眦稍上方凹陷处。双手食指指腹按揉睛明 50 次。

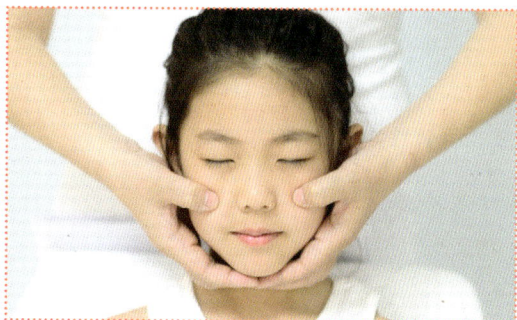

**按揉四白：** 四白在瞳孔直下，当眶下孔凹陷中，双手食指指腹按揉四白 50 次。

# 缓解长牙
# 不适按摩法

孩子在出牙、长牙的过程中会出现低热、食欲不振、情绪烦躁的症状，父母应细心观察孩子的不适反应，给孩子按一按、揉一揉相关穴位，缓解长牙给孩子带来的不适感。

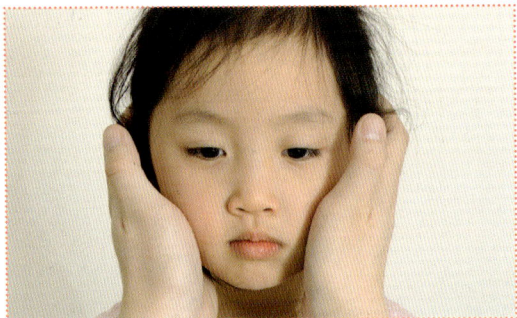

**轻揉两颊：** 由于脸颊部肌肉相对较薄，所以用力不能过大，在指下感觉凹陷处可多做揉动。

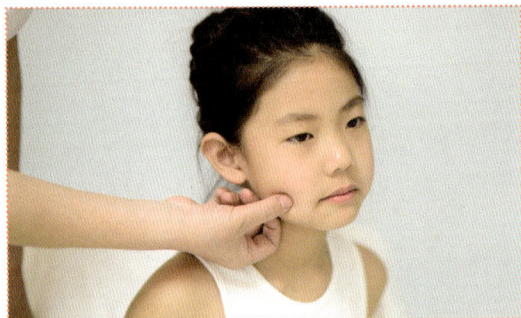

**揉牙关：** 牙关在下颌角前上方一横指，用力咬牙时，咬肌隆起处。用拇指指腹深按于穴位片刻，再以指腹轻揉1分钟。

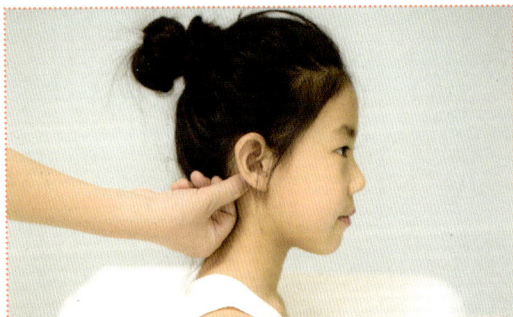

**按揉翳风：** 翳风在乳突前下方，平耳垂后下缘的凹陷中。用拇指指端按揉翳风1分钟。

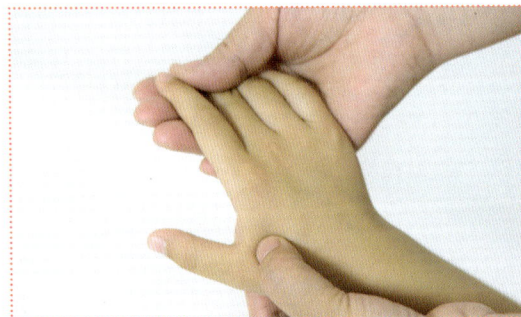

**揉合谷：** 用拇指指端揉合谷1分钟。

# 儿童标准经络穴位图

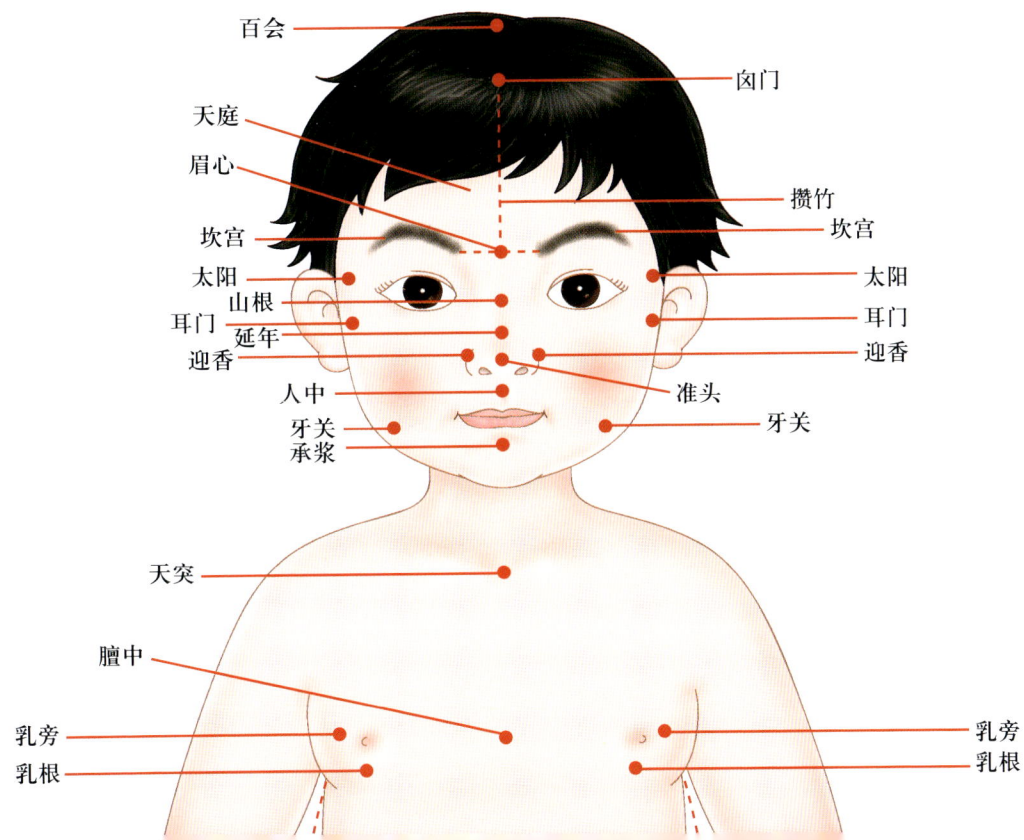

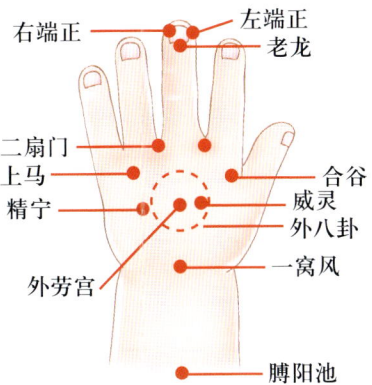

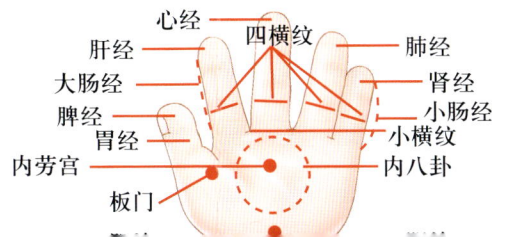

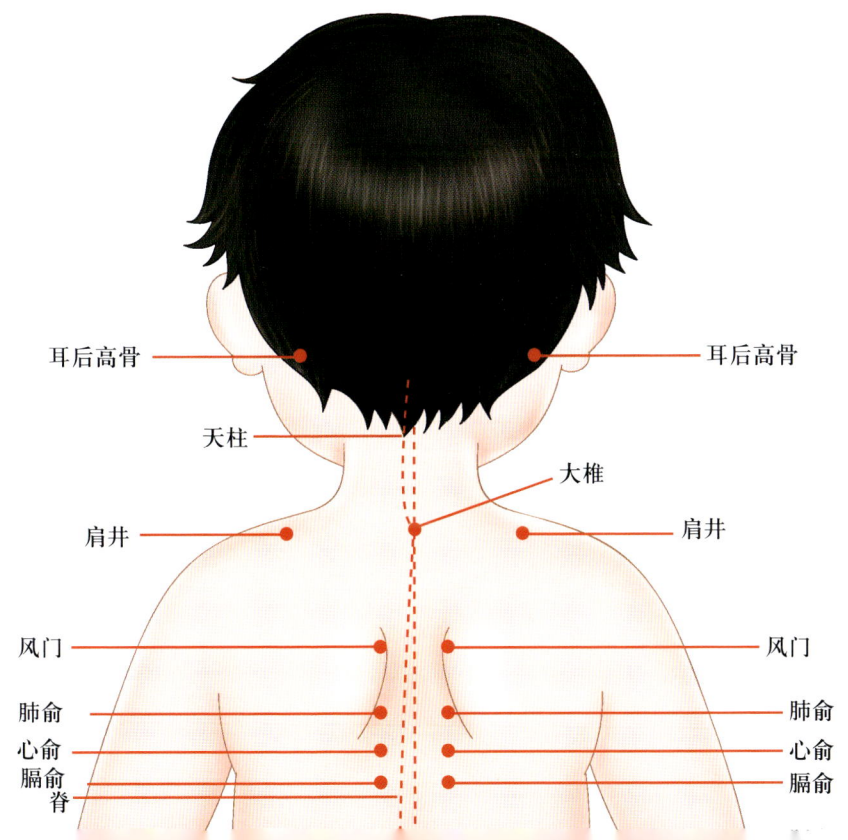

百会
囟门
天庭
眉心
攒竹
坎宫
坎宫
太阳
太阳
山根
耳门
耳门
延年
迎香
迎香
人中
准头
牙关
牙关
承浆
天突
膻中
乳旁
乳旁
乳根
乳根

右端正
左端正
老龙
二扇门
合谷
上马
威灵
精宁
外八卦
外劳宫
一窝风
膊阳池

心经
四横纹
肝经
肺经
大肠经
肾经
脾经
小肠经
胃经
小横纹
内劳宫
内八卦
板门

耳后高骨
耳后高骨
天柱
大椎
肩井
肩井
风门
风门
肺俞
肺俞
心俞
心俞
膈俞
膈俞
脊

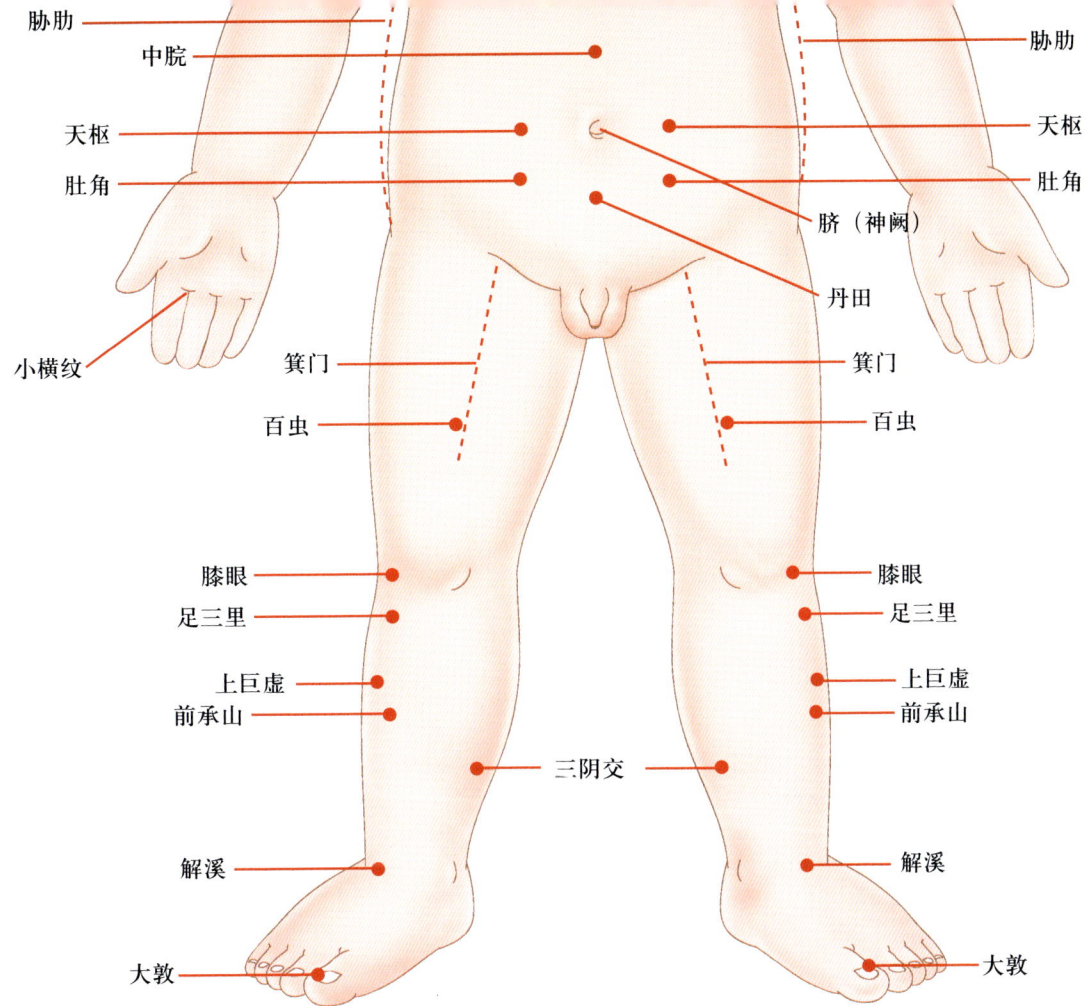

胁肋　　　　　　　　　　　　　　　　　　　　　胁肋
中脘
天枢　　　　　　　　　　　　　　　　　　　　　天枢
肚角　　　　　　　　　　　　　　　　　　　　　肚角
　　　　　　　　　　　　　　　　　　　脐（神阙）
　　　　　　　　　　　　　　　　　　　丹田
小横纹
箕门　　　　　　　　　　　　　　　　　　　箕门
百虫　　　　　　　　　　　　　　　　　　　百虫
膝眼　　　　　　　　　　　　　　　　　　　膝眼
足三里　　　　　　　　　　　　　　　　　　足三里
上巨虚　　　　　　　　　　　　　　　　　　上巨虚
前承山　　　　　　　　　　　　　　　　　　前承山
三阴交
解溪　　　　　　　　　　　　　　　　　　　解溪
大敦　　　　　　　　　　　　　　　　　　　大敦

**正面穴位图**

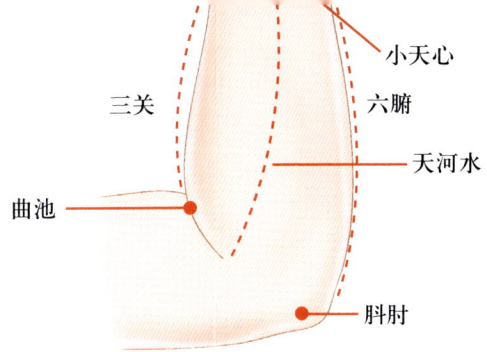

　　　　　　　　　小天心
三关　　　　　　　六腑
　　　　　　　　　天河水
曲池
　　　　　　　　　肘肘

**上肢穴位图**

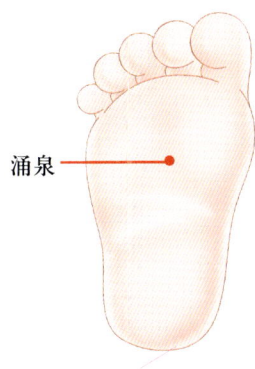

涌泉

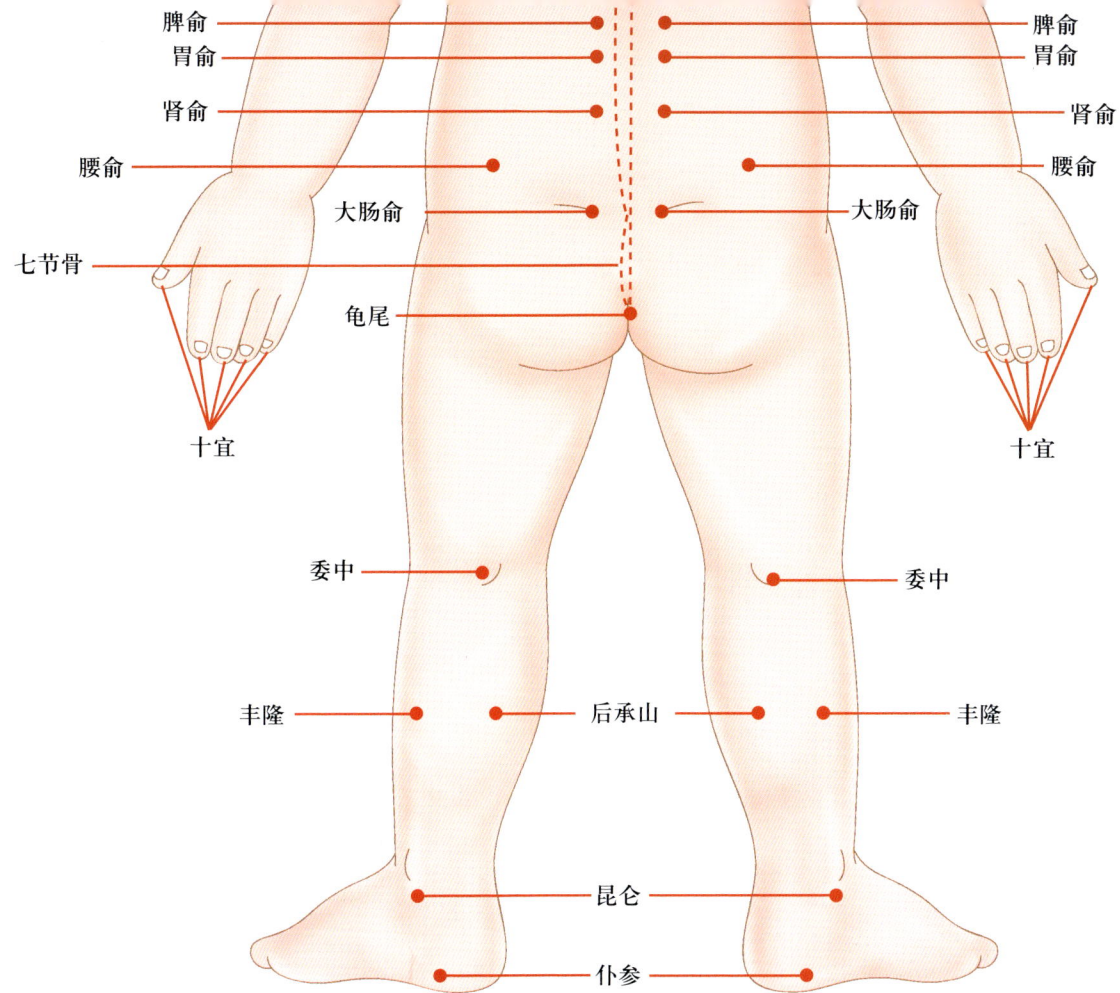

脾俞　　　　　　　　　　　　　　　　　　　脾俞
胃俞　　　　　　　　　　　　　　　　　　　胃俞
肾俞　　　　　　　　　　　　　　　　　　　肾俞
腰俞　　　　　　　　　　　　　　　　　　　腰俞
　　　　　　　　　大肠俞　　　　　　　　　大肠俞
七节骨
　　　　　　　　　龟尾
十宣　　　　　　　　　　　　　　　　　　　十宣
委中　　　　　　　　　　　　　　　　　　　委中
丰隆　　　　　　　后承山　　　　　　　　　丰隆
　　　　　　　　　昆仑
仆参

**背面穴位图**